PHARMACY

药物分析实验指导

YAOWU FENXI
SHIYAN ZHIDAO

主　编　张少华
参编人员（按姓氏笔画排序）
　　　　马黄英　　王秋华
　　　　张小丽　　张少华

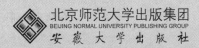

北京师范大学出版集团
BEIJING NORMAL UNIVERSITY PUBLISHING GROUP
安徽大学出版社

图书在版编目(CIP)数据

药物分析实验指导/张少华主编. —合肥:安徽大学出版社,2017.9
ISBN 978-7-5664-1496-0

Ⅰ. ①药… Ⅱ. ①张… Ⅲ. ①药物分析－实验 Ⅳ.①R917－33

中国版本图书馆 CIP 数据核字(2017)第 223818 号

药物分析实验指导　　　　　　　　　　　　　　　张少华　主编

出版发行:北京师范大学出版集团
　　　　　　安 徽 大 学 出 版 社
　　　　　　(安徽省合肥市肥西路 3 号 邮编 230039)
　　　　　　www. bnupg. com. cn
　　　　　　www. ahupress. com. cn
印　　刷:安徽昶颉包装印务有限责任公司
经　　销:全国新华书店
开　　本:184mm×260mm
印　　张:7.5
字　　数:147 千字
版　　次:2017 年 9 月第 1 版
印　　次:2017 年 9 月第 1 次印刷
定　　价:33.00 元
ISBN 978-7-5664-1496-0

策划编辑:刘中飞　武溪溪　　　　　　　　　　**装帧设计**:李　军
责任编辑:刘　贝　武溪溪　　　　　　　　　　**美术编辑**:李　军
责任印制:赵明炎

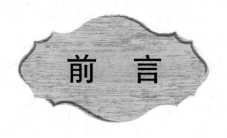

前　言

　　《药物分析实验指导》是中职药剂专业的专业基础实验教材,本书编写的目的是强化学生对理论知识的学习,同时加强学生对实验操作技能的练习。

　　本书的编写有两大特点:一是改变以往教材重理论、轻实践的特点,将理论知识和实验操作相结合。理实相结合,更适合中职学生学习好专业课。二是改变以往教材章节式的编写形式,采用模块化、项目化、任务化方式。本书结合常见药物的分析,共分为基础实验仪器操作、标准试剂的配制、典型药物的鉴别、典型药物的杂质检查、典型药物的含量分析等五大模块、十八个小项目,每个项目由若干个任务构成。为了保持实验的完整性,书后附有实验报告,学生在完成实验的同时可完成实验报告,检验实验操作练习的效果。药物分析的理论知识最终是要与操作技能结合的,最终是要应用到实践工作当中去的。希望同学们本着认真、负责的态度,努力练习,提高自己的操作技能水平。

　　鉴于作者水平有限、时间仓促,本书可能存在不足之处,希望广大读者朋友批评指正,也欢迎各位读者朋友对本书提出宝贵的建议。

张少华

2017 年 7 月

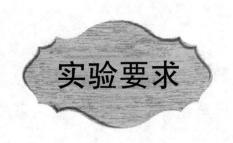

实验要求

药物分析实验是一门很严肃、很认真的课程，望同学们在实验时做到：

一、认真验证实验教材指定的药物分析理论，加深对本学科专业知识的理解。

二、正确掌握实验教材中各类代表性药物的分析方法，熟练掌握各种分析方法的操作技术，培养独立开展药物分析工作的能力。

三、全面了解药物分析工作的性质和内容，培养严肃认真、实事求是的科学态度和工作作风。

四、认真预习，明确实验目的，弄懂实验原理和操作要点，预先安排好实验进程，预估实验中可能发生的问题及处理办法。

五、严格按实验规程操作，操作应力求正规，并细心观察实验现象。

六、及时做好完整、确切的原始记录。原始记录不得记于纸条上、手上或其他笔记本上，再撰写，应直接记于实验记录本上。

七、防止试剂、药品污染，取用时应仔细观察标签和取用工具上的标志，杜绝错盖或不盖瓶塞的现象。公用试剂、药品应在指定位置取用，不得随意挪动。

八、爱护仪器、小心使用仪器，破损仪器应及时登记报损、补发。动用精密仪器时，须经教师同意，用毕须登记、签名。

九、实验时确保安全，时刻注意防火、防爆。发现事故苗头应及时报告，不懂时不要擅自动手处理。

十、爱护公物，节约水电、药品和试剂。

十一、实验完毕应认真清理实验台，仪器洗净后放回原位，锁好柜子，经教师同意后，方可离开。值日生应负责全面打扫实验室卫生。

十二、认真总结实验结果，按指定格式写好实验报告，并按时提交。

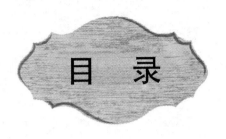

目　录

模块一　基础实验仪器的操作

项目一　容量瓶

任务一　认识容量瓶

容量瓶是为配制准确的一定物质的量浓度的溶液而使用的精确仪器,容量瓶也叫量瓶。它是一种带有磨口玻璃塞的细长颈、梨形的平底玻璃瓶,颈上有刻度。当瓶内体积在所指定温度下达到标线时,其体积即为所标明的容积数,这种容量瓶一般是"量入"的容量瓶。但也有刻两条标线的容量瓶,上面一条表示量出的容积。容量瓶常和移液管配合使用,把某种物质分为若干等份,主要用于直接法配制标准溶液和准确稀释溶液以及制备样品溶液。容量瓶有多种规格,小的有 5 mL、25 mL、50 mL、100 mL 等,大的有 250 mL、500 mL、1000 mL、2000 mL 等,实验中常用的是 100 mL 和 250 mL 的容量瓶。

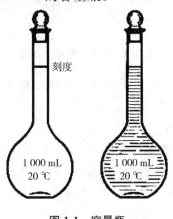

图 1-1　容量瓶

任务二　容量瓶的使用

实验目的

1.认识容量瓶。
2.正确使用和清洗容量瓶。

1

实验用品

器材：容量瓶、烧杯、药匙、玻璃棒、胶头滴管等。

试剂：纯化水、氯化钠等。

实验步骤

1. 检漏。使用前检查瓶塞处是否漏水。具体操作方法是：在容量瓶内装入适量水，塞紧瓶塞，用右手食指顶住瓶塞，左手五指托住容量瓶底，将其倒立（瓶口朝下），观察容量瓶是否漏水。若不漏水，将容易瓶正立且将瓶塞旋转180°后，再次倒立，检查容量瓶是否漏水，操作如图1-2所示。若两次操作时，容量瓶瓶塞周围皆无水漏出，即表明容量瓶不漏水。经检查不漏水的容量瓶才能使用。

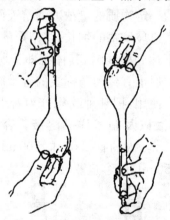

图1-2　容量瓶的检漏操作

2. 洗涤。容量瓶在使用前都要洗涤。先用洗液洗，再用自来水冲洗，最后用蒸馏水洗涤干净（内壁不挂水珠为洗涤干净）。如果有难以洗涤的污渍，可以用肥皂水或者重铬酸钾溶液洗涤。

3. 转移。取2 g NaCl置于小烧杯中，加适量水溶解，然后用玻璃棒引流至容量瓶中，玻璃棒的顶端贴住容量瓶颈内壁，使溶液顺玻璃棒流下，待溶液全部流完后，用纯化水洗涤烧杯、玻璃棒3～4次，洗液全部转移至容量瓶。

4. 定容。定量转移后，加纯化水到容量瓶容积的2/3。旋转容量瓶，使溶液初步混合。然后慢慢加纯化水至距标线1 cm左右，改用滴管滴加，直到液体凹液面最低点与标线相切。盖好瓶塞，倒转容量瓶，摇动数次，再直立，如此反复十余次即可把定容后的溶液摇匀。

5. 装瓶。把配制好的溶液倒入试剂瓶中，盖上瓶塞，贴上标签。

实验说明

容量瓶是用于配制标准溶液或稀释溶液的仪器，常和移液管配合使用。通常有25 mL、50 mL、100 mL、250 mL、500 mL和1000 mL等规格。

1.在使用容量瓶之前应先做如下检查：

(1)瓶塞是否已用绳系在瓶颈上。

(2)标线位置距离瓶口的远近,若太近则不宜使用。

(3)磨口瓶塞是否配套,要求密闭、不漏水。

2.用容量瓶配制标准溶液时,根据所需溶液的浓度和体积,计算基准试剂的需要量,在分析天平上准确称取基准试剂,置于小烧杯中。根据基准试剂的性质,用水、酸或其他溶剂溶解。如果基准试剂易溶于水,则将玻璃棒下端紧靠烧杯内壁,沿玻璃棒倒入少量蒸馏水,并搅拌使基准试剂溶解,注意防止溶液溅出。若基准试剂难溶于水,可盖上表面皿,稍加热,但须冷却后才能定量转移至容量瓶中。转移时,右手拿玻璃棒,左手拿烧杯,玻璃棒插入容量瓶内。玻璃棒下端靠着容量瓶颈内壁,烧杯嘴紧靠玻璃棒以使溶液沿玻璃棒慢慢流入。待溶液流完后,用洗瓶吹洗玻璃棒和烧杯内壁,按同法转入容量瓶中。重复洗涤5～6次。当溶液稀释到容量瓶容积的3/4左右时,盖上瓶塞,拿起容量瓶摇动数次,使溶液混匀。继续加蒸馏水至接近标线1～2 cm处,等待1～2 min,待沾在容量瓶颈内壁的溶液流下后,用滴管逐滴加入蒸馏水至凹液面与标线相切。盖好瓶塞,用食指压住瓶塞,另一只手握住容量瓶的底部,不断转动,待气泡上升至顶部时,再倒转摇动,如此反复几次使溶液充分混合均匀。根据基准试剂的称取量及容量瓶的容积,计算所配制标准溶液的浓度,有时容量瓶也用来稀释溶液。用移液管移取一定量准确浓度的溶液至容量瓶中,稀释到刻度,摇匀,可得准确浓度的稀溶液。

注意事项

1.溶液必须冷却至室温后,才能稀释到标线,否则溶液的体积会造成误差。

2.不要用容量瓶长期存放溶液,尤其是碱溶液,它会侵蚀瓶壁并使瓶塞粘住,无法打开,配好的溶液如需保存,应转移到磨口试剂瓶中。

3.容量瓶不能在烘箱中烘烤,也不能用任何方式对其加热(包括热水和温水)。

任务三　课堂练习

1.练习容量瓶的检漏和洗涤。

2.练习容量瓶的使用。

项目二　移液管

任务一　认识移液管

移液管是用来准确移取一定体积的溶液的量器。移液管是一种量出式仪器,只用来测量它所放出溶液的体积。它是一根中间有一膨大部分的细长玻璃管。其下端为尖嘴状,上端的管颈处刻有一条标线,是移取准确体积溶液的标志。

常用的移液管有 5 mL、10 mL、25 mL 和 50 mL 等规格。通常又把具有刻度的直形玻璃管称为吸量管(如图 1-3 所示)。常用的吸量管有 1 mL、2 mL、5 mL 和 10 mL 等规格。移液管和吸量管所移取的体积通常可准确到 0.01 mL。

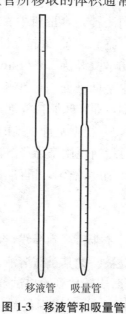

移液管　吸量管

图 1-3　移液管和吸量管

任务二　移液管的使用

实验目的

1.学会移液管、吸量管的洗涤方法。

2.掌握移液管、吸量管的正确使用方法,正确拿捏洗耳球。

3.区分移液管和吸量管。

4.培养学生严谨认真的科学态度和实际操作能力。

实验用品

器材:烧杯、吸量管(5 mL)、移液管(20 mL)、洗耳球、烧杯、毛刷等。

试剂:纯化水、铬酸洗液等。

实验步骤

1. 检查。使用移液管前,首先要看一下移液管标记、准确度等级、刻度标线位置等。

2. 洗涤。一般情况下,玻璃仪器的洗涤尽量使用自来水,如果内壁上的水均匀细润而内壁上不挂水珠,则表明仪器洁净。否则,可用毛刷蘸取肥皂液或洗涤剂刷洗。如仍不能洗净,可以用铬酸洗液处理。

3. 润洗。移取溶液前,应先用滤纸将移液管末端内外的水吸干,然后用待移取的溶液润洗移液管壁2~3次,以确保所移取溶液的浓度不变。

4. 吸液。用右手的拇指和中指捏住移液管的上端,将移液管的下端插入待吸取的溶液中,插入不要太浅或太深,一般深度为10~20 mm,太浅会产生吸空,把溶液吸到洗耳球内弄脏溶液,太深又会在管外沾附过多溶液。左手拿洗耳球,先把洗耳球中的空气压出,再将球的尖嘴接在移液管上口,慢慢松开压扁的洗耳球,使溶液吸入移液管内。先吸入该移液管容量1/3左右的溶液,用右手的食指按住移液管上口,取出,横持,并转动移液管,使溶液接触到刻度以上部位,以除去移液管内壁的水分,然后将溶液从移液管的下口放出。如此反复洗3次后,即可吸取溶液至刻度以上,立即用右手的食指按住移液管上口。

5. 调节液面。将移液管向上提升至末端离开液面,移液管的末端仍靠在盛溶液器皿的内壁上,管身保持直立,略微放松食指(有时可微微转动吸管),使移液管内的溶液慢慢地从下口流出,直至溶液的凹液面与标线相切,立即用食指压紧移液管上口。将尖端的液滴靠壁去掉,移出移液管,插入承接溶液的器皿中。

6. 放出溶液。承接溶液的器皿如果是锥形瓶,应使锥形瓶倾斜30°,移液管直立,移液管下端紧靠锥形瓶内壁,稍松开食指,让溶液沿瓶壁慢慢流下。全部溶液流完后,需等15 s再拿出移液管,以便使附着在管壁上的部分溶液流出。如果移液管上未标明"吹"字,则残留在管尖末端内的溶液不可吹出,因为移液管所标定的量出容积并未包括这部分残留溶液。

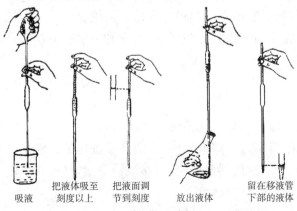

吸液　　把液体吸至　　把液面调　　放出液体　　留在移液管
　　　　刻度以上　　节到刻度　　　　　　　下部的液体

图 1-4　移液管吸取溶液的操作步骤

实验说明

1.移液管是一根细长而中间有一膨大部分的玻璃管,在管颈上端刻有标线。膨大部分标有在一定温度下流出溶液的体积。如标记"25 mL,20 ℃",表示在20 ℃时该移液管移取溶液的凹液面与标线相切,然后让此溶液自然流出,流出溶液的体积等于移液管上所标示的体积(25 mL)。当溶液从移液管自由流出时,因毛细管作用,最后总有少量溶液留在移液管管尖末端。不要将这部分溶液吹出,因为移液管所指示的容积是根据自然流出的溶液体积来确定的。

2.常用移液管有 5 mL、10 mL、25 mL 和 50 mL 等规格。常用的吸量管有1 mL、2 mL、5 mL 和 10 ml 等规格。量取整数体积的溶液如 5 mL、10 mL、25 mL等,应该用大小相应的移液管,不用吸量管。

3.移液管和吸量管的洗涤同样需要洗液,而且还需较长时间浸泡,洗液洗过的移液管和吸量管用自来水充分冲洗后,再用少量蒸馏水洗 3 次。

4.使用移液管移取溶液前,需用吸水纸将移液管尖端内外的水吸干,然后再用少量待移取的溶液洗涤 3 次。应注意,吸出的溶液不要回流,以防稀释溶液,用移液管自容量瓶中移取溶液时,右手拇指及中指放在移液管颈标线上方。将移液管尖端插到容量瓶内液面以下 1～2 mL 处,左手拿洗耳球,排除空气后,紧接移液管上口,借吸力使液面上升。当移液管内液面上升到标线以上时,迅速用右手食指按紧移液管上口,将移液管下口端提高至液面上。食指轻轻按住移液管上口,使移液管内液面缓慢平稳地下降。待移液管中溶液的凹液面与标线相切时,按紧食指,使溶液不再流出。将移液管放入承接器皿中,使出口尖端接触器皿内壁,器皿稍斜,而移液管保持直立,松开食指,让溶液自然地流出,待全部溶液流尽后,等待 15 s 取出。不要吹出残留溶液。吸量管的使用与移液管相同,为减少误差,吸量管每次都应从最上方刻度为起点,往下放出所要体积。而不是需要多少体积就吸取多少体积。

5.标有"吹"字的吸量管放出溶液时,要吹出最后一滴溶液。标有"快"字的吸量管中的溶液流出较快,但不吹出最后残留的溶液。

6.注意实验完毕后,要用自来水将移液管和吸量管冲洗干净。移液管和吸量管均不能在烘箱里烘干。

注意事项

1.用滤纸轻轻擦去管体外面沾附的溶液。

2.让空气从指缝中进入移液管内,使溶液慢慢地从移液管下口流出。

3.放液时,承接溶液的器皿应倾斜,移液管直立,移液管下端紧靠器皿内壁。

4.让溶液沿器皿内壁自然流下。

5.溶液流完后,移液管尖端接触器皿内壁需停留 15 s。

6.残留在移液管末端的少量溶液不可吹出。

任务三　课堂练习

1.洗涤和润洗移液管。

2.使用移液管和吸量管量取适量的液体。

项目三　滴定管

任务一　认识滴定管

　　滴定管分为碱式滴定管和酸式滴定管。前者用于量取对玻璃管有侵蚀作用的液态试剂；后者用于量取对橡皮有侵蚀作用的液体。滴定管容量一般为 50 mL，刻度的每一大格为 1 mL，每一大格又分为 10 小格，故每一小格为 0.1 mL。滴定管的精确度是百分之一，即可精确到 0.01 mL。滴定管为一细长的管状容器，一端具有活栓开关，其上具有刻度指示量度。一般在上部的刻度读数较小，靠底部的读数较大。

　　酸式滴定管的下端具有玻璃活塞。碱式滴定管的下端用橡皮管连接一支带有尖嘴的小玻璃管。对于见光易分解的溶液，用棕色滴定管。还有一种滴定管为通用型滴定管，它带有聚四氟乙烯旋塞。

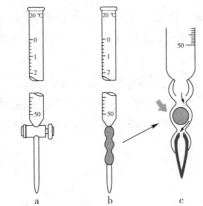

a.酸式滴定管　　b.碱式滴定管　　c.碱式滴定管局部放大

图 1-5　酸式滴定管和碱式滴定管

一、酸式滴定管的构造特点

1.酸式滴定管具有玻璃活塞，能量取或滴定酸性溶液或氧化性试剂。

2.滴定管上边的刻度小（有"0"刻度），下边的刻度大。

3.滴定管的精确度是百分之一，即可精确到 0.01 mL。

4.下部尖嘴内的液体不在刻度内，量取或滴定溶液时不能将尖嘴内的液体放出。

二、碱式滴定管的构造特点

1. 碱式滴定管具有橡胶管、玻璃珠，能量取或滴定碱性溶液。
2. 滴定管上边的刻度小(有"0"刻度)，下边的刻度大。
3. 滴定管的精确度是百分之一，即可精确到 0.01 mL。

任务二　滴定管的使用

实验目的

1. 掌握滴定管的洗涤、干燥及存放方法。
2. 掌握滴定管的规范使用方法及使用注意事项。
3. 正确完成酸碱滴定操作，正确把握滴定终点。

实验原理

　　滴定管是滴定操作时准确测量标准溶液体积的一种量器。滴定管的管壁上有刻度线和数值，最小刻度为 0.1 mL，"0"刻度线在上，自上而下数值由小到大。滴定管分酸式滴定管和碱式滴定管两种。酸式滴定管下端有玻璃旋塞，用以控制溶液的流出。酸式滴定管只能用来盛装酸性溶液或氧化性溶液，不能盛碱性溶液，因为碱与玻璃作用会使磨口旋塞粘连而不能转动。碱式滴定管下端连有一段橡皮管，管内有玻璃珠，用以控制液体的流出，橡皮管下端连接一支带有尖嘴的玻璃管。凡能与橡皮起作用的溶液，如酸性溶液和强氧化性溶液，均不能使用碱式滴定管。

　　在滴定分析中，要用到 3 种能准确测量溶液体积的仪器，即滴定管、移液管和容量瓶。这 3 种仪器的正确使用是滴定分析中最重要的基本操作。准确、熟练地使用这些仪器，可以减少溶液体积的测量误差，为获得准确的分析结果创造先决条件。

实验用品

　　器材：滴定管、毛刷管等。
　　试剂：自来水、洗涤剂、蒸馏水、重铬酸钾洗液(将 8 g 重铬酸钾用少量水润湿，慢慢加入 180 mL 硫酸，搅拌以加速溶解，冷却后贮存于磨口试剂瓶中)、盐酸－乙醇洗液(将化学纯的盐酸和乙醇按 1:2 的体积比混合)、肥皂水洗液等。

实验步骤

　　滴定管的基本操作如下。
　　1. 试漏。关闭酸式滴定管活塞，装入蒸馏水至一定刻度线，直立滴定管约 2 min。仔细观察液面是否下降，滴定管下端有无水滴滴下，及活塞的隙缝中有无水渗出。然后将滴定管活塞转动 180°后等待 2 min，再观察，如有漏水现象，应重新擦干并涂油。

碱式滴定管中装蒸馏水至一定刻度线,直立滴定管约 2 min,仔细观察液面是否下降,或滴定管下端的尖嘴上有无水滴滴下。如有漏水,则应调换胶管中的玻璃珠,选择一个大小合适且比较圆滑的玻璃珠配上再试。玻璃珠太小或不圆滑都可能导致漏水,玻璃珠太大则操作不方便。

2.涂油。如果酸式滴定管的密闭性不是很好,可以把酸式滴定管的旋塞芯取出,用吸水纸将旋塞芯和旋塞槽内擦干,然后分别在旋塞的大头表面和旋塞槽的小口内壁沿圆周均匀地涂一层薄薄的凡士林,同时在旋塞芯的两头也薄薄地涂上一层凡士林,然后把旋塞芯插入旋塞槽内,旋转使油膜在旋塞内均匀透明,且旋塞转动灵活。

3.洗涤。无明显油污及不太脏的滴定管,可直接用自来水冲洗,或用肥皂水或洗衣粉水泡洗,但不可用去污粉刷洗,以免划伤滴定管壁,影响体积的准确测量。若有油污不易洗净时,可用铬酸洗液洗涤。洗涤时将酸式滴定管内的水尽量除去,关闭活塞,倒 10～15 mL 洗液于滴定管中,两手拿住滴定管,边转动边向管口倾斜,直至洗液布满全部管壁。立起滴定管后打开活塞,将洗液放回原瓶中。如果滴定管内的油垢较多,需用较多的洗液洗涤,并且浸泡十几分钟或更长时间,甚至可以用温热洗液浸泡一段时间。洗液放出后,先用自来水冲洗滴定管,再用蒸馏水淋洗 3～4 次,洗净的滴定管内壁应完全被水均匀地润湿而不挂水珠。

碱式滴定管的洗涤方法与酸式滴定管基本相同,要注意铬酸洗液不能直接接触橡胶管,否则胶管会变硬而损坏。将胶管连同尖嘴部分一起拔下,滴定管下端套上一个滴瓶塑料帽,然后装入洗液进行洗涤。也可用另外一种方法洗涤,即将碱式滴定管的尖嘴部分取下,胶管还留在滴定管上,将滴定管倒立于装有洗液的烧杯中,将滴定管上的胶管(现在朝上)连接到抽水泵上,打开抽水泵,轻捏玻璃珠,待洗液慢慢上升至接近胶管处即停止,让洗液浸泡一段时间后放回原瓶中。然后用自来水冲洗滴定管,再用蒸馏水淋洗 3～4 次备用。

4.装溶液和赶气泡。准备好滴定管即可装标准溶液。装之前应将容量瓶中的标准溶液摇匀,使附着在容量瓶内壁的水混入溶液。为了除去滴定管内残留的水分,确保标准溶液的浓度不变,应先用此标准溶液淋洗滴定管 2～3 次,每次用约10 mL。从滴定管上下口放出少量的标准溶液(约 1/3)以洗涤尖嘴部分,然后关闭活塞,横持滴定管并慢慢转动,使　　　　定管内壁全面接触,最后将溶液从滴定管上口倒出,但不要打开活　　　　　　　冲入管内。尽量倒空后再洗第二次,每次都要冲洗　　　　　　　　　　　　　　　　标准溶液至"0"刻度线以

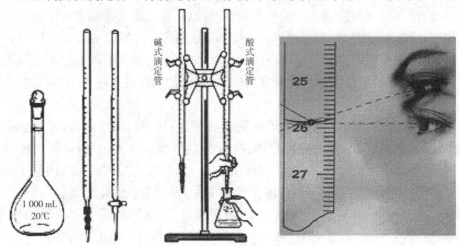

泡。碱式滴定管的气泡一般藏在玻璃珠附近,必须对光检查胶管内的气泡是否完全赶尽,赶尽后再调节液面至 0.00 mL 处,或记下初读数。

装标准溶液时,应从盛标准溶液的容器内直接将标准溶液倒入滴定管中,尽量不用小烧杯或漏斗等其他辅助容器,以免改变标准溶液的浓度。

5.正确安装滴定管。将滴定管正确安装在铁架台上,如图 1-6 所示。

图 1-6　滴定管的安装及读数

6.滴定。滴定最好在锥形瓶中进行,必要时也可在烧杯中进行。滴定操作是左手进行滴定,右手摇瓶。使用酸式滴定管的操作是左手的拇指在管前,食指和中指在管后,手指略微弯曲,轻轻向内扣住活塞,手心空握,以免活塞松动或可能顶出活塞,使溶液从活塞隙缝中渗出。滴定时转动活塞,控制溶液的流出速度,要求做到:逐滴放出;只放出 1 滴;使溶液成悬而未滴的状态。

使用碱式滴定管的操作是左手的拇指在前,食指在后,捏住胶管中玻璃珠所在部位稍上处,捏挤胶管使其与玻璃珠之间形成一条缝隙,溶液即可流出。但注意不能捏挤玻璃珠下方的胶管,否则空气易进入而形成气泡。

滴定前,先记下滴定管液面的初读数,如果是 0.00 mL,则可以不记。用小烧杯内壁碰一下悬在滴定管尖端的液滴。

滴定时,应使滴定管尖嘴部分插入锥形瓶口(或烧杯口)下 1~2 cm 处。滴定速度不能太快,以每秒 3~4 滴为宜,切不可成液柱流下。边滴边摇(或用玻璃棒搅拌烧杯中的溶液),向同一方向做圆周旋转但不应前后振动,否则会溅出溶液。临近终点时,应 1 滴或半滴地加入,并用洗瓶吹入少量水冲洗锥形瓶内壁,使附着的溶液全部流下,然后摇动锥形瓶,观察滴定是否已达到终点(为便于观察,可在锥形瓶下放一块白瓷板),如果未到终点,则继续滴定,直至准确到达终点。

7.读数。由于水溶液的附着力和内聚力的作用,滴定管液面呈弯月形。无色水溶液的弯月面比较清晰,有色溶液的弯月面的清晰程度较差,因此,两种情况的读数方法稍有不同。为了正确读数,应遵守下列规则:

（1）注入溶液或放出溶液后，需等待 0.5～1 min 后才能读数（使附着在管壁上的溶液流下）。

（2）应用拇指和食指拿住滴定管的上端（无刻度处），使管身保持垂直后读数。

（3）对于无色溶液或浅色溶液，应读弯月面下缘实线的最低点。因此，读数时，视线应与弯月面下缘实线的最低点相切，即视线与弯月面下缘实线的最低点在同一水平面上。对于有色溶液，应使视线与液面两侧的最高点相切，初读和终读应用同一标准。

（4）有一种蓝线衬背的滴定管，它的读数方法（对无色溶液）与上述方法不同。无色溶液有两个弯月面相交于滴定管蓝线的某一点，读数时视线应与此点在同一水平面上，对有色溶液的读数方法与上述普通滴定管的读数方法相同。

（5）滴定时，最好每次都从 0.00 mL 开始，或从接近 0.00 mL 的任一刻度开始，这样可固定在某一段体积范围内滴定，减少测量误差。读数必须准确到0.01 mL。

（6）为了协助读数，可采用读数卡，这种方法有利于初学者练习读数，读数卡可用黑纸或涂有黑长方形（约 3 cm×1.5 cm）的白纸制成。读数时，将读数卡放在滴定管背后，使黑色部分在弯月面下约 1 mm 处，此时即可看到弯月面的反射层成为黑色，然后读此黑色弯月面下缘的最低点。

注意事项

1.滴定管使用前和使用后都应进行洗涤。洗前要将酸式滴定管的旋塞关闭。滴定管中注入水后，一手放在滴定管上端无刻度的位置，另一手放在旋塞或橡皮管上方无刻度的位置，边转动滴定管边向管口倾斜，使水浸湿全管。然后直立滴定管，打开旋塞或捏挤橡皮管使水从尖嘴口流出。滴定管洗干净的标准是玻璃管内壁不挂水珠。

2.装标准溶液前应先用标准溶液淋洗滴定管 2～3 次，洗去滴定管内壁的水膜，以确保标准溶液的浓度不变。装液时要将标准溶液摇匀，然后不借助任何器皿直接注入滴定管内。

3.滴定管在使用时，必须固定在滴定管架上。读取滴定管的数值时，要使滴定管垂直，视线应与溶液的弯月面下沿最低点在同一水平面，要在装液或放液后1～2 min进行读数。每次滴定时最好从"0"刻度开始。

4.常量分析采用的是常量滴定管，其中最常用的常量滴定管容积为 50 mL 和 25 mL，它们的最小刻度为 0.1 mL。读数时，两小格之间可以估计读出一位数，所以滴定管要估读至 0.01 ml。

蚀。而碱式滴定管则用于盛放碱性溶液,不能盛放与橡皮管作用的溶液,如碘液、$KMnO_4$ 溶液及 $AgNO_3$ 溶液等。

6. 滴定管使用前应检查是否漏水,玻璃活塞旋转是否自如(或玻璃珠是否合适)。给活塞涂凡士林时需认真仔细,使油膜成透明状。滴定管须依次用铬酸洗液、自来水、蒸馏水和操作溶液洗涤。洗液放出后,先用自来水将滴定管冲洗干净,再用蒸馏水洗 2~3 次,每次 10~15 mL,用蒸馏水洗涤后,洗净的滴定管内壁应完全被水均匀地润湿而不挂水珠,然后用待装入的操作溶液(即标准溶液或被标定的溶液)洗涤 2~3 次,每次 5~10 mL,以除去滴定管内残留的水分,确保操作溶液的浓度不变,然后倒入操作溶液至"0"刻线以上,再检查滴定管下端有无气泡,若有气泡,则将其排除。

7. 滴定管在读数时应遵守下列规则:

(1)装满溶液或放出溶液后,必须等 1~2 min,待附着在管壁上的溶液流下,再读数。

(2)读数时,滴定管可以夹在滴定管架上,也可以用拇指和食指拿住滴定管最上端。两种方法均能使滴定管保持垂直。

(3)读数时,视线应与溶液的弯月面的最低处平行。初读与终读应用同一标准。

(4)必须读到小数点后第二位,即要求估计到 0.01 mL。

8. 注意每次滴定最好从 0.00 mL 刻度开始。不允许用滴管滴加溶液来调整液面,以免改变溶液的浓度。刚刚添加溶液或刚刚滴定完毕,不要立即调整零点或读数,而应该等 1~2 min,使管壁附着的溶液流下,不影响读数。滴定管使用完毕后,倒去管内剩余溶液,用自来水洗净后,再装满水,并套上套管,这样下次使用前可不必再用洗液清洗。酸式滴定管如果长期不用,活塞部分应垫上纸,否则时间一久,活塞不易打开。其他带磨口活塞的仪器都应如此。

任务三　课堂练习

1. 练习滴定管的检漏和洗涤。
2. 练习滴定管的滴定。

项目四　托盘天平和电子天平

任务一　认识托盘天平和电子天平

托盘天平是一种实验室常用的称量用具,由托盘、横梁、平衡螺母、刻度尺、刻度盘、指针、刀口、底座、标尺、游码、砝码等组成。精确度一般为 0.1 g 或 0.2 g,荷载有 100 g、200 g、500 g、1000 g 等。

它依据杠杆原理制成,在杠杆的两端各有一个小盘,左端放置要称量的物体,右端放置砝码,杠杆中央装有指针,两端平衡时,两端的质量(重量)相等。支点(轴)在梁的中心支着天平梁而形成两个臂,每个臂上挂着或托着一个盘,其中一个盘(通常为右盘)里放着已知重量的物体(砝码),另一个盘(通常为左盘)里放待称重的物体,游码则在刻度尺上滑动。固定在梁上的指针在不摆动且指向正中刻度时或左右摆动幅度较小时,砝码重量与游码位置示数之和就等于待称重物体的重量。

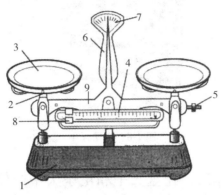

1. 底座 2. 托盘架 3. 托盘 4. 标尺 5. 平衡螺母 6. 指针 7. 分度盘 8. 游码 9. 横梁

图1-7 托盘天平

人们把用电磁力平衡且能称物体重量的天平称为电子天平。其特点是称量准确可靠,显示快速清晰,并且具有自动检测系统、简便的自动校准装置及超载保护装置等。

电子天平一般采用应变式传感器、电容式传感器、电磁平衡式传感器。应变式传感器的结构简单、造价低,但精度有限,在2009年以前不能达到很高的精度;电容式传感器的电子天平称量速度快,性价比较高,但也不能达到很高的精度;电磁平衡式传感器的电子天平称量准确可靠,显示快速清晰,并且具有自动检测系统、简便的自动校准装置及超载保护装置等。

电子天平按其精度可分为以下几类。

1. 超微量电子天平。超微量电子天平的最大称量是 $2 \sim 5$ g,其标尺分度值小于(最大)称量的 10^{-6},Mettler 的 UMT2 型电子天平等属于超微量电子天平。

2. 微量电子天平。微量电子天平的称量一般在 $3 \sim 50$ g,其分度值小于(最大)称量的 10^{-5},Mettler 的 AT21 型电子天平和 Sartoruis 的 S4 型电子天平。

3. 半微量电子天平。半微量电子天平的称量一般在 $20 \sim 100$ g,其分度值小于(最大)称量的 10^{-5},Mettler 的 AE50 型电子天平和 Sartoruis 的 M25D 型电子天平等均属于此类。

4. 常量电子天平。此种天平的最大称量一般在 $100 \sim 200$ g,其分度值小于(最大)称量的 10^{-5},Mettler 的 AE200 型电子天平和 Sartoruis 的 A120S,A200S 型电子天平均属于常量电子天平。

5. 分析天平。电子分析天平是常量天平、半微量天平、微量天平和超微量天平的总称。

6. 精密电子天平。这类电子天平是准确度级别为Ⅱ级的电子天平的统称。

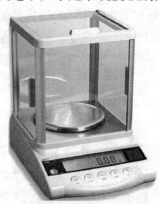

图 1-8　电子天平

任务二　托盘天平和电子天平的使用

实验目的

1. 掌握托盘天平和电子天平的使用方法。
2. 掌握电子天平常用的称量法。
3. 培养学生严谨认真的科学态度和实际操作能力。

实验原理

1. 杠杆原理。
2. 直接称量法。适用于在空气中无吸湿性,不与空气进行反应的称量物。
3. 递减称量法。称量物在空气中易吸潮、易氧化、易与二氧化碳反应,递减称量法是一种常用的称量法。

实验用品

器材:托盘天平、电子天平、称量瓶、称量纸、毛刷、手套等。
试剂:氯化钠。

实验步骤

一、托盘天平的操作

1. 检查托盘天平的主要部件是否完好,包括(调节零点的)螺丝、游码、刻度尺、指针、托盘(分左右两个)等。
2. 放水平,调零,看指针,调节螺丝使托盘天平达平衡状态。称量前应首先检查天平是否处于平衡状态。若不平衡,应调节螺丝使之平衡。

3.称量,物码分居左右边。物指被称量的物质,放在左盘中;码指天平的砝码,放在右盘中。物体的质量=砝码质量+游码对应的刻度值。

4.取码需用镊子夹。取砝码时,切不可用手直接拿取,而必须用镊子夹取。

5.先大后小记心间。添加砝码时,应先夹质量大的砝码,然后夹质量小的砝码(最后再移动游码)。

6.药品不能直接放。被称量的药品不能直接放在托盘上,可在两个托盘上各放一张大小相同的纸片,然后把被称量的药品放在纸片上,潮湿或具有腐蚀性的药品必须放在表面皿或烧杯里称量。

7.称量完毕要复原。称量完毕后,应把砝码放回砝码盒中,把游码移回零处,使天平恢复原来的状态。

二、电子天平的操作

1.准备工作。戴手套,将天平罩取下、叠好,准备仪器使用记录本。

2.开机预热。仪器开机后,灯及电子部件需预热平衡,故开机预热后才能进行测定工作,才能保证电子天平的稳定及称量数据的准确。

3.天平的使用。

(1)按 ON 键开机后,检查天平是否水平,称盘是否洁净;天平若不水平,应调节底座螺丝,使气泡位于水平仪中心。

(2)按 TAR 键调整天平的零点。

(3)将装有试样的称量瓶放置在天平盘中央,关闭天平门(左进左出)。

(4)待天平数据稳定后,及时准确地记录数据。

(5)使用后将天平回零。

4.基本的样品称量方法。

(1)直接称量法。直接称量法用于称量洁净干燥的不易潮解或升华的固体试样的质量。如果称量某小烧杯的质量,应关好天平门,按 TAR 键清零。打开天平左门,将小烧杯放入托盘中央,关闭天平门,待数据稳定后读数。记录数据后打开左门,取出烧杯,关好天平门。

(2)固定质量称量法。固定质量称量法又称增量法,用于称量某一固定试剂或试样的质量。这种称量操作的速度很慢,适用于称量不易吸潮,在空气中能稳定存在的粉末或小颗粒(最小颗粒小于 0.1 mg)样品,以便精确调节其质量。本操作可以在天平中进行,用左手手指轻击右手腕部,将牛角匙中的样品慢慢振落于容器内,当达到所需质量时停止加样,关上天平门,待数据显示稳定后即可记录所称取试样的质量。记录后打开天平左门,取出容器,关好天平门。固定质量称量法要求称量精度在 0.1 mg 以内。如果称取 0.5000 g 石英砂,则允许称量的范围是 0.4999~0.5001 g,超出这个质量范围的样品均不合格。若加入量超出需要量,则需重新称试样,已用试样必须弃去,不能放回到试剂瓶中。操作中不能使试剂瓶落到容器以外的地方,称好的试剂必须定量地转入接收容器中,不能有遗漏。

(3)递减称量法。递减称量法又称减量法,用于称量一定范围内的样品和试剂,主要针对易挥发、易吸水、易氧化和易与二氧化碳反应的物质。用滤纸条从干燥器中取出称量瓶,用纸片夹住瓶盖并将其打开,用牛角匙加入适量试样(多于所需总量,但不超过称量瓶容积的 2/3),盖上瓶盖,置入天平中,待数据显示稳定后,按 TAR 键清零。用滤纸条取出称量瓶,在接收器的上方倾斜瓶身,用瓶盖轻击瓶口,使试样缓缓落入接收器中。当估计试样接近所需量时,继续用瓶盖轻击瓶口,同时将瓶身缓缓竖直,用瓶盖敲击瓶口上部,使粘在瓶口的试样落入瓶中,盖好瓶盖。将称量瓶放入天平,显示的质量减少量即为试样质量。若敲出质量多于所需质量时,则需重称,已取出的试样不能收回,须弃去。

减量法称量操作过程:

①准确称量装有试样的称量瓶的质量,记作 $M_总$。

②取出称量瓶,悬在接收器上方,使称量瓶倾斜,打开称量瓶盖,用盖轻轻敲瓶口上缘,渐渐倾出样品。

③估计倾出的试样接近所需要的质量时,慢慢地将称量瓶竖起,再用称量瓶盖轻敲瓶口上部,使粘在瓶口的试样落入瓶内。盖好瓶盖,将称量瓶放回天平盘上,再准确称其质量,记作 M_1。

④计算倒出的试样量,两次称量之差($M_总 - M_1$)即为倒入接收器里的试样质量。

⑤称量工作结束后,取出称量瓶,放回干燥器内,将天平回零,关闭电源,清理工作台,罩上天平防尘罩,并填写天平使用记录。

注意事项

(1)在开关门取放称量物时,动作必须轻缓,切不可用力过猛或过快,以免损坏天平。

(2)对于过热或过冷的称量物,应使温度降到室温后称量。

(3)称量物的总质量不能超过天平的称量范围。在称量固体质量时要特别注意。

(4)所有称量物都必须置于一定的洁净干燥容器(如烧杯、表面皿、称量瓶等)中进行称量,以免沾染、腐蚀天平。

(5)为避免手上的油脂和汗液污染,不能用手直接拿取容器。称取易挥发或易与空气作用的物质时,必须使用称量瓶,以确保在称量的过程中物质的质量不发生变化。

任务三 课堂练习

1.分别用直接称量法、增量法、减量法称取适量氯化钠。

2.称取适量物体的质量。

3.称取 3.2 g 氯化钠。

项目五　紫外分光光度计

任务一　认识紫外分光光度计

分光光度计的类型很多,最常用的是可见分光光度计和紫外分光光度计。各种类型的分光光度计的结构和原理基本相同,一般包括光源、单色器、比色杯、检测器和显示器五大部分。

一、光源

光源是指一种可以发射出供溶液或吸收物质选择性吸收的光的元件。光源应能在一定光谱区域内发射出连续光谱,并有足够的强度和良好的稳定性,在整个光谱区域内,光的强度不会随波长有明显的变化。实际上,许多光源的强度都随波长的变化而变化。为了解决这一问题,在分光光度计内装有光强度补偿装置,使不同波长下的光强度达到一致。

可见分光光度计常用的光源是钨灯,钨灯能发射出 350~2500 nm 波长范围的连续光谱,适用范围是 360~1000 nm。现在常用的光源是卤钨灯,其特点是发光效率大大提高,灯的使用寿命也大大延长。紫外分光光度计常用氢灯作为光源,其发射波长的范围为 150~400 nm。因为玻璃吸收紫外光而石英不吸收紫外光,因而氢灯灯壳用石英制成。为了使光源稳定,分光光度计均配有稳压装置。

二、单色器

将来自光源的复合光分散为单色光的装置称为分光系统或单色器。单色器由滤光片、棱镜和光栅组成。滤光片能让某一波长的光透过,而其他波长的光被吸收,滤光片可分为吸收滤光片、截止滤光片、复合滤光片和干涉滤光片。棱镜是用玻璃或石英材料制成的一种分光装置,其原理是光从一种介质进入另一种介质时,不同波长的光在棱镜内的传播速度不同,因而折射率不同才将不同波长的光分开。玻璃棱镜的色散能力强,分光性能好,能吸收紫外线,因而用于可见分光光度计,石英棱镜可用于可见分光光度计和紫外分光光度计。光栅是分光光度计中常用的一种分光装置,其特点是波长范围宽,可用于紫外、可见和近红外光区,而且分光能力强,光谱中各谱线的宽度均匀一致。

三、比色杯

比色杯又称为吸收池或比色皿。比色杯常用无色透明、耐腐蚀和耐酸碱的玻璃或石英材料做成,是用于盛放待比色溶液的一种装置。玻璃比色杯用于可见光区,而石英比色杯用于紫外光区,比色杯的光径为 0.1~10 cm,一般为 1 cm。同一台分光光度计上的比色杯,其透光度应一致,在同一波长和相同溶液下,比色杯间的透光度误差应小于 0.5%。使用时应对比色杯进行校准。

四、检测器

检测器是将透过溶液的光信号转换为电信号,并将电信号放大的装置。常用的检测器为光电管和光电倍增管。

五、显示器

显示器是将光电管或光电倍增管放大的电流通过仪表显示出来的装置。常用的显示器有检流计、微安表、记录器和数字显示器。检流计和微安表可显示透光度(T)和吸光度(A)。数字显示器可显示 T、A 和 c(浓度)。

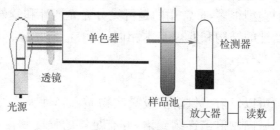

图 1-9　紫外分光光度计的组成

任务二　紫外分光光度法的原理

一、紫外分光光度计的工作原理

由光源灯发出连续辐射光线,经滤光片和球面反射镜至单色器的入射狭缝聚焦成像,光束通过入射狭缝经平面反射镜到准直镜产生平行光,射至光栅上色散后,又以准直镜聚焦在出射狭缝上,形成一束连续光谱,由出射狭缝选择射出一定波长的单色光,经聚光镜聚焦后,通过试样室中的测试溶液部分吸收后,光经光门再照射到光电管上。调整仪器,使透光度为 100%,再移动试样架拉手,使同一单色光通过测试溶液后照射到光电管上。如果被测样品有光吸收现象,光量减弱至放大器中处理,将光能的变化程度通过数字显示器显示出来。可根据需要直接在数字显示器上读取透光度(T)、吸光度(A)或浓度(c)。

二、紫外分光光度法的原理

分子的紫外可见吸收光谱是由于分子中的某些基团吸收了紫外可见辐射光后,发生了电子能级跃迁而产生的吸收光谱。它是带状光谱,反映了分子中某些基团的信息,可以用标准光谱图再结合其他手段进行定性分析。

根据朗伯-比尔(Lambert-Beer)定律:$A=\varepsilon bc$(A 为吸光度,ε 为摩尔吸光系数,b 为液池厚度,c 为溶液浓度),可以对溶液进行定量分析。

任务三　紫外分光光度法的基本操作

1. 通电,仪器自检,预热 20 min。

2. 用键设置测试方式,如透射比(T)、吸光度(A)、已知标样浓度(c)和已知标样浓度斜率(K)。

3. 波长选择。用波长调节旋钮设置所需的单色光波长。

4. 放样顺序。打开样品室盖,在 1~4 号比色皿槽中依次放入%T 校具、参比溶液、样品溶液 1 和样品溶液 2。

5. 校具校"0.000"。将％T 校具置入光路,在 T 方式下按％T 键,此时仪器自动校正后显示"0.000"。

6. 参比溶液校"100％T"或"0.000A"。将参比溶液拉入光路中,按 0A/100％T 键调 0A/100％T,此时仪器显示"BLA",表示仪器正在自动校正,校正完毕后显示"100％T"或"0.000A",表示校正完毕,可以进行样品测定。

7. 样品测定。将两种样品溶液分别拉入光路中,此时若在 T 方式下,则可依次显示样品的透射比(透光度);若在 A 方式下,则显示测得的样品吸光度。

任务四 使用紫外分光光度计分析典型药物

实验目的

1. 掌握双波长分光光度法消除干扰的原理和波长选择原则。
2. 掌握紫外-标准对照法测定药物含量及计算方法。
3. 熟悉紫外分光光度计的构造和使用操作。

实验原理

复方磺胺嘧啶片是由磺胺嘧啶和甲氧苄啶组成的复方制剂。两者在紫外区有较强的吸收。在盐酸溶液(9→1000)中,磺胺嘧啶在 308 nm 处有吸收,而甲氧苄啶在此波长处无吸收,故可在此波长处直接测定磺胺嘧啶的吸光度而求其含量。甲氧苄啶在 277.4 nm 波长处有较大吸收,而磺胺嘧啶在 277.4 nm 与308 nm 有等吸收。故可采用双波长法,以 277.4 nm 为测定波长,308 nm 为参比波长,测定甲氧苄啶在两个波长处的 $\Delta A(\Delta A = A_{277} - A_{308})$值,并计算甲氧苄啶的含量。

复方氨基比林注射液又称安痛定注射液,是由氨基比林、安替比林和巴比妥组成的复方制剂。采用双波长分光光度法测定安替比林的含量。根据巴比妥在酸性溶液中不呈解离状态,无明显紫外吸收;安替比林在波长 233 nm 处有较强的吸收;氨基比林在波长 233 nm 和 268 nm 处有等吸收,选择安替比林的吸收峰波长 233 nm 为测定波长 λ_1,氨基比林的等吸收波长 268 nm 为参比波长 λ_2,则波长差值 $\Delta A = A_{233} - A_{268}$只与安替比林的浓度有关,而巴比妥、氨基比林及其他辅料不干扰测定结果。

实验用品

器材:紫外分光光度计、石英比色皿、100 mL 容量瓶、移液管等。
药品:磺胺嘧啶对照品、甲氧苄啶对照品、复方磺胺嘧啶片、安替比林对照品、安痛定注射液等。

实验内容

一、复方磺胺嘧啶片

每片复方磺胺嘧啶片(Compound Sulfadiazine Tablets)中含磺胺嘧啶($C_{10}H_{10}N_4O_2S$)应为 0.360~0.440 g,含甲氧苄啶($C_{14}H_{18}N_4O_3$)应为 45.0~55.0 mg。

1. 处方。磺胺嘧啶 400 g,甲氧苄啶 50 g,制成 100 片复方磺胺嘧啶片。

2. 含量测定。

(1)磺胺嘧啶的含量测定。取本品 10 片,精密称定,研细,精密称取适量本品(约相当于磺胺嘧啶 0.2 g)置于 100 mL 容量瓶中,加 0.4% 氢氧化钠溶液适量,振摇,使磺胺嘧啶溶解,并稀释至刻度,摇匀,过滤。精密量取过滤液 2 mL,置于 100 mL 容量瓶中,加盐酸溶液(9→1000)稀释至刻度,摇匀。按照分光光度法在 308 nm 波长处测定本品的吸光度。另取在 105 ℃ 干燥至恒重的磺胺嘧啶对照品适量,精密称定,加盐酸溶液(9→1000)溶解并定量稀释成每毫升含 40 μg 磺胺嘧啶对照品的溶液,方法同上,计算后即得。

(2)甲氧苄啶的含量测定。精密称取上述研细的细粉适量(相当于甲氧苄啶约 40 mg),置于 100 mL 容量瓶中,加冰醋酸 30 mL,振摇,使甲氧苄啶溶解,加水稀释至刻度,摇匀,过滤,取过滤液作为供试品溶液。精密称取甲氧苄啶对照品 40 mg 与磺胺嘧啶对照品 0.3 g,分别置于 100 mL 容量瓶中,各加冰醋酸 30 mL 溶解,并加水稀释至刻度,摇匀,前者作为对照品溶液①,后者过滤,取过滤液作为对照品溶液②。精密量取供试品溶液与对照品溶液①、②各 5 mL,分别置于 100 mL 容量瓶中,各加盐酸溶液(9→1000)稀释至刻度,摇匀,并用分光光度法测定其吸光度。取对照品溶液②的稀释液,以 308.0 nm 为参比波长 λ_1,在 277.4 nm 波长附近(每间隔 0.2 nm)选择等吸收点波长为测定波长(λ_2),要求 $\Delta A = A \cdot \lambda_2 - A \cdot \lambda_1 = 0$。再在 λ_2 和 λ_1 波长处分别测定供试品溶液的稀释液与对照品溶液①的稀释液的吸光度,求出各自的吸光度差值(ΔA),计算,即得。

二、复方氨基比林注射液

每毫升复方氨基比林注射液(Compound Aminopyrine Injection)中含氨基比林($C_{13}H_{17}N_3O$)应为 47.5~52.5 mg,含安替比林($C_{11}H_{12}N_2O$)应为 18.0~22.0 mg,含巴比妥($C_8H_{12}N_2O_3$)应为 8.55~9.45 mg。

1. 处方。氨基比林 50 g,安替比林 20 g,巴比妥 9 g,注射用水适量,制成 1000 mL 复方氨基比林注射液。

2. 含量测定。精密量取本品注射液 1 mL,用 0.1 mol·L^{-1} 盐酸稀释至 100 mL,摇匀,精密量取稀释后的本品注射液 2 mL,用 0.1 mol·L^{-1} 盐酸稀释至 100 mL,摇匀,即得供试溶液。另精密称取安替比林对照品约 0.08 g,用 0.1 mol·L^{-1} 盐酸溶解并稀释至 100 mL,摇匀,精密量取安替比林对照品溶液 1 mL,用 0.1 mol·L^{-1} 盐酸稀释至 100 mL,摇匀,即得对照溶液(约为 8 μg·mL^{-1})。

实验说明

1.熟悉石英比色皿的正确使用和吸光度校正方法。

2.吸光度读数 3 次,取平均值计算含量。

3.读数后及时关闭光闸,以保护光电管。

4.片剂取样量应是根据平均片重和片剂规格量计算出来的,相当于规定量主药的片粉重量(片粉重量=平均片重/标示量×规定的取样量)。

5.片剂的含量计算(相当于标示量的百分含量)。

任务五　课堂练习

1.练习紫外分光光度计的基本操作。

2.使用紫外分光光度计分析典型药物。

模块二　标准试剂的配制

项目一　0.1 mol·L⁻¹氯化钠溶液配制

任务一　基本操作

实验目的

1.掌握溶液型制剂的制备方法。

2.掌握容量瓶、托盘天平的使用方法。

3.培养学生认真、严谨的学习态度。

实验用品

器材:托盘天平、容量瓶、称量纸、100 mL 烧杯、玻璃棒、药匙、量筒、胶头滴管等。

试剂:氯化钠固体、蒸馏水。

实验步骤

实验全过程有计算、称量、溶解(冷却)、转移、洗涤、定容、摇匀和装瓶八个步骤。

八字方针:计、量、溶、冷、转、洗、定、摇。

1.计算。以配制 500 mL 0.1 mol·L⁻¹的氯化钠溶液为例。

根据公式计算: $m = n \cdot M$; $n = c \cdot V$; $m = c \cdot V \cdot M$。

2.称量。用分析天平称量,注意分析天平的使用方法。

3.溶解。在烧杯中加 100 mL 蒸馏水,使固体完全溶解,并用玻璃棒搅拌(如果物质产热,应冷却至室温,不可在容量瓶中溶解)。

4.转移。把溶解好的溶液移入 500 mL 容量瓶中,由于容量瓶瓶口较细,为避免溶液洒出,同时不要让溶液在刻度线上面沿瓶壁流下,最好用玻璃棒引流。

5.洗涤。为保证溶质尽可能全部转移到容量瓶中,应该用蒸馏水洗涤烧杯和玻璃棒 2~3 次,并将每次洗涤后的溶液都注入容量瓶中。轻轻振荡容量瓶,使溶液充分混合(用玻璃棒引流)。

6.定容。加水至距刻度线 2~3 cm 时,改用胶头滴管加蒸馏水至刻度线,这

个操作称为定容。定容时要注意使溶液凹液面的最低处和刻度线相切,眼睛视线
与刻度线水平,不能俯视或仰视,否则都会造成误差(俯视液面,导致加水少,所得
溶液浓度偏大;仰视液面,导致加水多,所得溶液浓度偏小;当视线与凹液面上端
相平时就停止加水,物质的量浓度偏高)。

7. 摇匀。定容后的溶液浓度不均匀,要把容量瓶的瓶塞塞紧,用食指顶住瓶
塞,并用另一只手的手指托住瓶底,把容量瓶倒转和摇动数次,使溶液混合均匀。
静置后,如果发现液面低于刻度线,这是因为容量瓶内极少量溶液在瓶颈处润湿
而损耗,所以并不影响所配制溶液的浓度,故不要在瓶内添水,否则,将使所配制
的溶液浓度降低。

8. 装瓶。容量瓶只是配制容器,不可长久保存溶液。将标签贴在试剂瓶上,
注明溶液名称和浓度及配制日期。

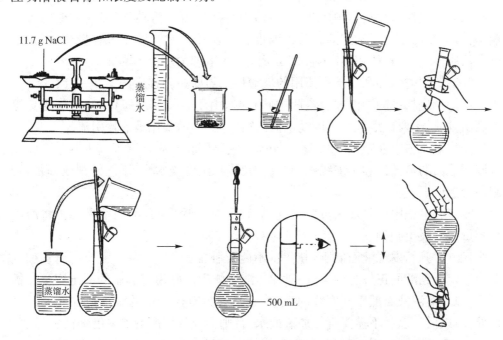

图 2-1 0.1 mol·L^{-1}氯化钠溶液的制备步骤

注意事项

1. 根据 $C_B = \dfrac{n_B}{V}$,引起误差的原因在于溶质 n_B 和溶液体积 V 是否准确,所以引
起误差的原因可能有:

(1)固体药品的称量与液体药品的量取是否准确。

(2)溶于水放热或吸热的试剂,溶解后未经冷却就转移,会引起溶液体积的偏
差,并使所配溶液浓度出现误差。

(3)若溶液移入容量瓶时有少量溅出,则使所配溶液浓度偏低。

偏低。

(5)定容时仰视读数,使所得溶液浓度偏低,俯视则会偏高。

所以,在配制的过程中要防止溶质的损失(如称量、移液时引流、溶解后洗涤),防止溶液体积偏大或偏小(如溶解后冷却、眼睛仰视或俯视)。

2.托盘天平调零时,用镊子拨动游码,不可直接用手调;称量时,托盘天平上需各放一张称量纸。

3.容量瓶是刻度精密的玻璃仪器,不能用来溶解物质(易溶解且不发热的物质可直接用漏斗倒入容量瓶中溶解,其他物质基本不能在容量瓶里进行溶质的溶解,应将溶质在烧杯中溶解后转移到容量瓶里)。

4.用于洗涤烧杯的溶剂总量不能超过容量瓶的标线。

5.溶质溶解完后,溶液要冷却到常温再转移至容量瓶。容量瓶不能进行加热。如果溶质在溶解过程中放热,要待溶液冷却后再进行转移,因为一般的容量瓶是在 20 ℃的温度下标定的。若将温度较高或较低的溶液注入容量瓶,容量瓶则会热胀冷缩,所量体积不准确,导致所配制的溶液浓度也不准确。

6.溶解用的烧杯和搅拌引流用的玻璃棒都需要在转移后洗涤 2～3 次。

7.把小烧杯中的溶液往容量瓶中转移时,由于容量瓶的瓶口较细,为避免溶液洒出,同时不要让溶液在刻度线上面沿瓶壁流下,需要用玻璃棒引流。

8.容量瓶中溶液距刻度线 1～2 cm 时,应改用胶头滴管定容。定容时要注意溶液凹液面的最低处和刻度线相切,眼睛视线与刻度线水平,不能俯视或仰视,否则都会造成误差。

9.定容过程中一旦加水过多,就会导致配制过程失败,不能用吸管再将溶液从容量瓶中吸出到刻度。

10.摇匀后,发现液面低于刻度线,不能再补加蒸馏水,因为用胶头滴管加入蒸馏水定容到液面正好与刻度线相切时,溶液体积恰好为容量瓶的标定容量。摇匀后,出现溶液液面低于刻度线的现象,这是因为有极少量的液体沾在瓶塞或磨口处,所以摇匀以后不需要再补加蒸馏水,否则会导致所配溶液浓度偏低。

11.容量瓶只能用于配制溶液,不能储存溶液,因为溶液可能会腐蚀瓶体,从而影响容量瓶的精度。

12.用完容量瓶应及时将容量瓶洗涤干净,塞上瓶塞,并在塞子与瓶口之间夹一张纸条,防止瓶塞与瓶口粘连。

任务二　课堂练习

1.配制氯化钠溶液。

2.思考影响溶液浓度的因素。

项目二　标准酸碱滴定液的配制与标定

任务一　基本操作

实验目的

1. 掌握标准溶液的配制方法。
2. 掌握滴定法定量测定溶液浓度的原理,熟悉滴定管、移液管的准备、使用及滴定操作。
3. 熟悉甲基橙和酚酞指示剂的使用和终点的确定。

实验原理

酸碱滴定法是化学定量分析中最基本的分析方法。一般能与酸或碱直接(或间接)发生酸碱反应的物质大多可用酸碱滴定法测定其浓度。

按酸碱反应方程式中的化学计量系数之比,酸与碱完全中和时的 pH 称为化学计量点,达到化学计量点时,应满足如下基本关系:

$$\frac{c_A V_A}{\upsilon_A} = \frac{c_B V_B}{\upsilon_B}$$

式中,c_A、V_A、υ_A 分别为酸的物质的量浓度、体积、化学计量系数;c_B、V_B、υ_B 分别为碱的物质的量浓度、体积、化学计量系数。其中,酸和碱的化学计量系数由酸碱反应方程式决定。

由于酸和碱的强弱程度不同,因此,酸碱滴定的化学计量点不一定在 pH=7处。通常,在酸碱溶液为无色的情况下,若要确定酸碱中和是否完全,需用指示剂的变色来判断。指示剂往往是一些有机的弱酸或弱碱,它们在不同 pH 条件下颜色不同。用作指示剂时,其变色点(在化学计量点附近)的 pH 称为滴定终点。选用指示剂时要注意保证:变色点与化学计量点尽量一致;颜色变化明显;指示剂用量适当。

酸碱滴定中常用 HCl 和 NaOH 溶液作为标准溶液,但由于浓 HCl 容易挥发,NaOH 固体容易吸收空气中的 H_2O 和 CO_2,直接配成的溶液浓度不能达到标准溶液的精度,只能用标定法加以标定。确定基准物质草酸的分子式,化学性质稳定,不易脱水或吸水,可以准确称量,所以本实验采用草酸($H_2C_2O_4 \cdot 2H_2O$,摩尔质量为 126.07 g·mol⁻¹)为基准物质,配成 $H_2C_2O_4$ 标准溶液。以酚酞为指示剂,用 $H_2C_2O_4$ 标准溶液标定 NaOH 溶液,再以甲基橙为指示剂,用标定后的 NaOH 标准溶液滴定 HCl 溶液,从而得到 HCl 标准溶液。

实验用品

器材:电子天平、酸式滴定管（50 mL）、_____ 管（250 mL）、容量瓶（250 mL）、移

液管(25 mL)、洗耳球、锥形瓶(250 mL)、试剂瓶、量筒、洗瓶、滴定台、蝴蝶夹、烧杯、玻璃棒、滴瓶、胶头滴管等。

试剂：$H_2C_2O_4$ 标准溶液(约 0.05 mol·L^{-1}，学生通过直接法[1]自行配制)、HCl 溶液(0.1 mol·L^{-1})、NaOH 溶液(0.1 mol·L^{-1})、酚酞(1%)、甲基橙(0.1%)等。

实验步骤

1. 准备。用自来水冲洗酸式滴定管、碱式滴定管、容量瓶、移液管，再用去离子水洗涤 2~3 次，备用。用去污粉洗涤锥形瓶、量筒、烧杯，再依次用自来水和去离子水洗净。

2. 0.1 mol·L^{-1} HCl 溶液和 0.1 mol·L^{-1} NaOH 溶液的配制(实验室备好)。

(1) HCl 溶液的配制：用洁净的量筒量取浓盐酸 4.0~4.5 mL，倒入洁净的试剂瓶中，用水稀释至 500 mL，盖上玻璃塞，摇匀，贴上标签备用。

(2) NaOH 溶液的配制：通过计算求出配制 1 L NaOH 溶液所需固体 NaOH 的质量，在电子天平上用小烧杯称量 NaOH，加水溶解。然后将溶液倒入洁净的试剂瓶中，用水稀释至 1 L，用橡皮塞塞紧试剂瓶，摇匀，贴上标签备用。

3. NaOH 标准溶液的浓度标定。先用少量 $H_2C_2O_4$ 标准溶液润洗 25 mL 移液管 2~3 次，用该移液管吸取 25.00 mL $H_2C_2O_4$ 标准溶液于 250 mL 锥形瓶中，加入 2~3 滴酚酞指示剂[2]。碱式滴定管用少量待标定的 NaOH 溶液润洗 2~3 次后，装满 NaOH 溶液，赶走碱式滴定管的乳胶管内的气泡，使 NaOH 液面处于零刻度或略低于零刻度的位置，记下准确读数。开始滴定时，滴液的速度为 3~4 滴/秒，边滴边摇，至溶液呈浅红色，但经振摇后消失，必须放慢滴液速度，应一滴一滴地加入 NaOH 溶液。当溶液呈浅红色，并在振摇 30 s 后不消失时，即为滴定终点。此时，记下滴定管上的数值。

再平行标定 2 次。实验数据记录于实验表 2-1 中。

计算 3 次滴定所消耗的 NaOH 体积的平均值，并计算 NaOH 标准溶液的浓度[3]。

表 2-1 NaOH 标准溶液的浓度标定

$H_2C_2O_4$ 标准溶液的浓度/mol·L^{-1}			
平行滴定次数	1	2	3
$H_2C_2O_4$ 标准溶液的体积/mL	25.00	25.00	25.00
NaOH 溶液的初读数/mL			
NaOH 溶液的终读数/mL			
NaOH 溶液的用量/mL			
NaOH 标准溶液的浓度/mol·L^{-1}	测定值		
	平均值		

4. HCl 标准溶液的浓度标定。用碱式滴定管准确放取 20.00 mL NaOH 标准溶液于 250 mL 锥形瓶内,加 2~3 滴甲基橙指示剂溶液[4]。用少量 HCl 溶液润洗酸式滴定管 2~3 次,酸式滴定管内装满 HCl 溶液,赶走气泡,使 HCl 液面处于零刻度或略低于零刻度的位置,记下准确读数。开始滴定时,滴液的速度为 3~4 滴/秒,边滴边摇,至溶液呈橙色,但经振摇后消失,滴液速度必须放慢,应一滴一滴地加入 HCl 溶液。当溶液呈橙红色,经振摇 30 s 后不消失时,即为滴定终点。记下读数。

再平行标定 2 次。实验数据记录于表 2-2 中。

计算 3 次滴定所消耗的 HCl 体积的平均值,并计算 HCl 标准溶液的浓度。

表 2-2　HCl 标准溶液的浓度标定

NaOH 标准溶液的浓度 /mol·L^{-1}				
平行滴定次数		1	2	3
NaOH 标准溶液的体积/mL		20.00	20.00	20.00
HCl 溶液的初读数/mL				
HCl 溶液的终读数/mL				
HCl 溶液的用量/mL				
HCl 标准溶液的浓度/mol·L^{-1}	测定值			
	平均值			

【注释】

[1]标准溶液的浓度可由直接法和标定法获得。

1. 基准溶液的配制。

(1)容量瓶的使用。容量瓶常与移液管联用,主要用于配制基准溶液或定量稀释浓的标准溶液。容量瓶带有专用的磨口玻璃塞或塑料塞,颈上有一条标线,瓶身标有容积,有多种规格,其操作中注意事项如下:

①使用前,应检查瓶塞处是否漏水。为避免打破或丢失瓶塞,应该用一根线绳或橡皮筋把塞子系到瓶颈上。使用容量瓶配制溶液的方法参见下面的基准溶液的配制。

②在容量瓶中不宜久贮标准溶液,尤其是碱性溶液,应转移到试剂瓶中保存。

③若固体是经过加热溶解的,溶液必须先冷却,再转移到容量瓶中。

④容量瓶长期不用时,要将其洗净,瓶口与瓶塞间应垫上纸片,以防黏结。

(2)移液枪的使用。当使用容量瓶稀释标准溶液时,可用移液管或吸量管吸取一定体积的标准溶液,转移至容量瓶中,定容至标线。目前,实验室中也用移液枪(图 2-1)代替吸量管量取少量甚至微量的液体。

(3)基准溶液的配制。在定量分析实验中,需要配制基准溶液。基准溶液(也称为标准溶液)是由基准试剂配制而成的,常用的基准试剂有邻苯二甲酸氢钾、重铬酸钾、氧化镁等。

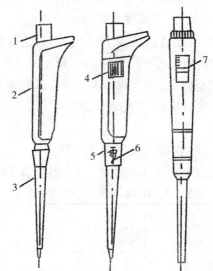

1.按钮；2.外壳；3.吸液杆；4.定位部件；5.活塞套；6.活塞；7.计数器

图 2-1　移液枪示意图

　　基准溶液的配制方法：用加量法（或减量法）在分析天平上称取一定量的基准试剂，置于烧杯中，加入适量蒸馏水，使基准试剂完全溶解，再转入容量瓶内。转移时，要使溶液沿玻璃棒缓慢流入容量瓶中，注意玻璃棒下端贴靠容量瓶颈内壁，上端不可触碰容量瓶口（图 2-2）。用少量的蒸馏水洗涤烧杯和玻璃棒 3～4 次，洗涤液一并转移至容量瓶中（此过程称为定量转移）。加蒸馏水至容量瓶标线以下 1 cm 处，等待 1 min 左右，再用洗瓶或滴管慢慢加水，直至溶液凹液面最低处与标线相切，旋紧瓶塞，左手捏住瓶颈上端，食指压住瓶塞，右手三个手指托住瓶底，将容量瓶反复倒转数次，并同时振荡容量瓶，使溶液充分混匀（图 2-3）。所得溶液的浓度可保留 4 位有效数字。

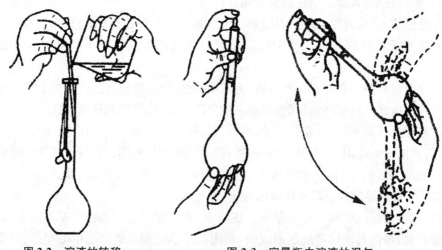

图 2-2　溶液的转移　　　　图 2-3　容量瓶内溶液的混匀

2.标准溶液的配制。有些化学试剂虽然能在分析天平上准确称重,在容量瓶里准确定容,但是受纯度、吸潮、稳定性等因素的制约,所得浓度无法达到化学定量分析规定的精度。例如,由于固体 NaOH 易吸收空气中 H_2O 和 CO_2,因此 NaOH 标准溶液的浓度只能通过标定法获得。标准溶液的配制除可用直接法(见基准溶液的配制)外,更多的还采用标定法。

已知准确浓度的溶液都可称为标准溶液。标准溶液可由浓标准溶液稀释而成,具体操作是用移液管或移液枪吸取一定体积的浓标准溶液,转移至容量瓶中,定容至标线,摇匀。

3.配制溶液的注意事项。

(1)配好的溶液应盛放在细口试剂瓶中。见光易分解的溶液盛于棕色瓶中,如 $AgNO_3$ 溶液、$KMnO_4$ 溶液、KI 溶液等。盛挥发性试剂的试剂瓶瓶塞要严密,长期存放时,可用石蜡封住。浓碱液须用塑料瓶装,如果装在玻璃瓶中,则不能使用玻璃瓶塞。

(2)配制易水解盐类如 $SnCl_2$、$SbCl_3$、$Bi(NO_3)_3$ 等的溶液,应先加相应的酸(HCl 或 HNO_3)溶解后,再用一定浓度的稀酸稀释,以抑制水解。

(3)配制水中溶解度较小的固体试剂如 I_2 时,可选用合适的溶剂(如 KI 溶液)溶解。

(4)对于液态试剂,如 HCl、HNO_3、HAc、H_2SO_4 等,先用量筒量取适量的浓酸(浓盐酸约为 12 $mol \cdot L^{-1}$,浓硝酸约为 15.8 $mol \cdot L^{-1}$,冰醋酸约为 17.5 $mol \cdot L^{-1}$,浓硫酸约为 18.4 $mol \cdot L^{-1}$),然后用适量的蒸馏水稀释。

(5)配制硫酸等放热量大的溶液时,必须在不断搅拌的同时,将浓硫酸沿烧杯壁慢慢倒入蒸馏水中,切不可将操作顺序颠倒过来。

(6)配制饱和溶液时,应称取比计算值稍多的溶质,加热溶液,然后冷却。待结晶析出后,所得溶液便是饱和溶液。

[2]酚酞的变色范围是 pH=8~10。

[3]标定后,NaOH 标准溶液的浓度值应保留 4 位有效数字。

[4]甲基橙的变色范围是 pH=3.1~4.4。

任务二　课堂练习

1.配制酸碱滴定液。

2.标定标准酸碱滴定液。

项目三　高锰酸钾标准溶液的配制与标定

任务一　基本操作

实验目的

1. 了解高锰酸钾标准溶液的配制方法和保存条件。
2. 掌握采用草酸钠($Na_2C_2O_4$)作基准物标定高锰酸钾标准溶液的方法。

实验原理

市场销售的 $KMnO_4$ 试剂常含有少量 MnO_2 和其他杂质,如硫酸盐、氯化物及硝酸盐等;另外,蒸馏水中常含有少量的有机物质,能使 $KMnO_4$ 还原,且还原产物能促进 $KMnO_4$ 自身的分解,分解方程式如下:

$$4MnO_4^- + 2H_2O \Longrightarrow 4MnO_2 + 3O_2\uparrow + 4OH^-$$

$KMnO_4$ 见光分解更快,因此,$KMnO_4$ 的浓度容易改变,不能用直接法配制准确浓度的高锰酸钾标准溶液。必须正确地配制和保存,若要长期使用,必须定期对高锰酸钾溶液进行标定。

标定 $KMnO_4$ 的基准物质较多,有 As_2O_3、$H_2C_2O_4 \cdot 2H_2O$、$Na_2C_2O_4$ 和纯铁丝等。其中最常用的是 $Na_2C_2O_4$,$Na_2C_2O_4$ 不含结晶水,不宜吸湿,宜纯制,性质稳定。用 $Na_2C_2O_4$ 标定 $KMnO_4$ 的反应式为:

$$2MnO_4^- + 5C_2O_4^{2-} + 16H^+ \Longrightarrow 2Mn^{2+} + 10CO_2\uparrow + 8H_2O$$

滴定时,利用 MnO_4^- 本身的紫红色指示终点,因此,$KMnO_4$ 被称为自身指示剂。

实验用品

器材:分析天平、小烧杯、大烧杯(1000 mL)、酒精灯、棕色细口瓶、微孔玻璃漏斗、称量瓶、锥形瓶、量筒、酸式滴定管等。

试剂:$KMnO_4$(A. R.)、$Na_2C_2O_4$(A. R.)、H_2SO_4(3 mol·L^{-1})等。

实验步骤

1. 高锰酸钾标准溶液的配制。在电子天平上称量 1.0 g 固体 $KMnO_4$,置于大烧杯中,加水至 300 mL(因煮沸会使水蒸发,故可适当多加些水),煮沸约 1 h,静置冷却后,用微孔玻璃漏斗或玻璃棉漏斗过滤,将滤液装入棕色细口瓶中,贴上标签,1 周后标定,保存备用。

2. 高锰酸钾标准溶液的标定。用 $Na_2C_2O_4$ 溶液标定 $KMnO_4$ 溶液。准确称取 0.13~0.16 g 基准物质 $Na_2C_2O_4$ 三份,分别置于 250 mL 锥形瓶中,加 30 mL

水和 10 mL 3 mol·L^{-1} H_2SO_4 溶液。盖上表面皿,在石棉网上慢慢加热到 70~80 ℃(刚开始冒蒸气的温度),趁热用高锰酸钾溶液滴定。开始滴定时反应速度慢,待溶液中产生了 Mn^{2+} 后,滴定速度可适当加快,直到溶液呈现微红色并持续 30 s 不褪色即达终点。根据 $Na_2C_2O_4$ 的质量和消耗 $KMnO_4$ 溶液的体积计算 $KMnO_4$ 溶液的浓度。用同样方法滴定其他两份 $Na_2C_2O_4$ 溶液,相对平均偏差应在 0.2% 以内。

注意事项

1. 蒸馏水中常含有少量的还原性物质,能使 $KMnO_4$ 还原为 $MnO_2·nH_2O$。市售高锰酸钾内含有细粉状的 $MnO_2·nH_2O$,$MnO_2·nH_2O$ 能加速 $KMnO_4$ 的分解,故通常将 $KMnO_4$ 溶液煮沸一段时间,冷却后,再放置 2~3 天,使之充分作用,然后再将沉淀物过滤除去。

2. 在室温条件下,$KMnO_4$ 与 $C_2O_4^{2-}$ 之间的反应速度缓慢,加热能提高其反应速度。但温度又不能太高,若温度超过 85 ℃,则有部分 $H_2C_2O_4$ 分解,反应式为:

$$H_2C_2O_4 =\!=\!= CO_2\uparrow + CO\uparrow + H_2O$$

3. 在开始滴定时,草酸钠溶液的酸度约为 1 mol·L^{-1},滴定终点时的酸度约为 0.5 mol·L^{-1},这样能促使反应正常进行,并且防止 MnO_2 的生成。滴定过程中如果产生棕色浑浊(MnO_2),应立即加入 H_2SO_4 补救,使棕色浑浊消失。

4. 开始滴定时,反应速度很慢,在第一滴 $KMnO_4$ 溶液还没有完全褪色以前,不可加入第二滴。当反应生成能使反应加速进行的 Mn^{2+} 后,可以适当加快滴定速度,但滴定速度过快会使局部 $KMnO_4$ 过浓而分解,放出 O_2 或引起杂质的氧化,而造成实验误差。

如果滴定速度过快,部分 $KMnO_4$ 将来不及与 $Na_2C_2O_4$ 反应,而会按下式分解:

$$4MnO_4^- + 4H^+ =\!=\!= 4MnO_2 + 3O_2\uparrow + 2H_2O$$

5. $KMnO_4$ 标准溶液滴定时的终点较不稳定,当溶液出现微红色,在 30 s 内不褪色时,就可认为滴定已经完成。如果对滴定终点有疑问,可先将滴定管读数记下,再加入 1 滴 $KMnO_4$ 标准溶液,溶液呈紫红色即证实终点已到。滴定时不要超过计量点。

6. $KMnO_4$ 标准溶液应放在酸式滴定管中,由于 $KMnO_4$ 溶液颜色很深,凹液面下弧线不易看出,因此,应该从液面两侧最高点读数。

任务二　课堂练习

1. 配制高锰酸钾溶液。
2. 标定高锰酸钾溶液。

模块三　典型药物的鉴别

药物的鉴别试验(Identification Test)是根据药物的分子结构、理化性质,采用化学、物理化学或生物学方法来判断药物的真伪。它是药品质量检验工作中的首项任务,只有在药物鉴别无误的情况下,进行药物的杂质检查、含量测定等分析才有意义。中国药典和世界各国药典所收载的药品项下的鉴别试验方法,均为用来证实贮藏在有标签容器中的药物是否为其所标示的药物,而不是对未知物进行定性分析。这些试验方法虽有一定的专属性,但不足以确证其结构,因此不能用来鉴别未知物。如《中国药典》凡例中对药物鉴别的定义为:鉴别项下规定的试验方法,仅反映该药品的某些物理、化学或生物学等性质的特征,不完全代表对该药品化学结构的确证。

项目一　芳酸及其酯类药物的鉴别

任务一　芳酸及其酯类药物的化学鉴别法

依据芳酸类药物的性质,可采用显色反应、沉淀反应以及红外、紫外－可见分光光度法和色谱法鉴别。

一、与铁盐的反应

1. 水杨酸及其盐类在中性或弱酸性条件下,可与三氯化铁试液反应,生成紫堇色配位化合物。

$$6 \quad \text{（苯环）COOH, OH} + 4FeCl_3 \longrightarrow \left[\left(\text{（苯环）COO}^-, \text{O}^- \right)_2 Fe \right]_3 Fe + 12HCl$$

反应适宜的 pH 为 4～6,配位化合物在强酸性溶液中分解。本反应极为灵敏,宜在稀溶液中进行,如取样量大,产生颜色过深时,可加水稀释后观察。

阿司匹林加水煮沸水解后,与三氯化铁试液反应,溶液呈紫堇色;二氟尼柳加乙醇溶解后,与三氯化铁试液反应,溶液呈深紫色;对氨基水杨酸钠加稀盐酸呈酸性后,与三氯化铁试液反应,溶液呈紫红色;双水杨酯的稀溶液与三氯化铁试液反应,溶液呈紫色;贝诺酯加氢氧化钠试液煮沸水解后,加盐酸至微酸性,与三氯化铁试液反应,呈紫堇色。

2. 苯甲酸盐的中性或碱性溶液,与三氯化铁试液反应,可生成碱式苯甲酸铁盐的赭色沉淀。

$$7 \text{C}_6\text{H}_5\text{COONa} + 3\text{FeCl}_3 + 2\text{OH}^- \longrightarrow$$

$$[(\text{C}_6\text{H}_4\text{COO})_6\text{Fe}_3(\text{OH})_2]\text{OOC}\text{C}_6\text{H}_4 \downarrow + 7\text{NaCl} + 2\text{Cl}^-$$

3.丙磺舒加少量氢氧化钠试液生成钠盐,钠盐溶解后(pH 为 5.0～6.0),与三氯化铁试液反应,即生成米黄色铁盐沉淀,产物结构式为:

$$[(\text{CH}_3\text{CH}_2\text{CH}_2)_2\text{N}\text{—}\text{SO}_2\text{—}\text{C}_6\text{H}_4\text{—}\text{COO}]_3\text{Fe}$$

4.布洛芬的无水乙醇溶液,加入高氯酸羟胺的无水乙醇试液及 N,N′-双环己基碳二亚胺(DCC)的无水乙醇溶液,混合,在温水中加热 20 min。冷却后,加高氯酸铁的无水乙醇溶液,即呈紫色。

5.取氯贝丁酯的乙醚溶液(1→100)数滴,加盐酸羟胺的饱和乙醇溶液与氢氧化钾的饱和乙醇溶液各 2～3 滴,水浴加热约 2 min,冷却,加稀盐酸使其成酸性,加 1% 三氯化铁溶液 1～2 滴,溶液即显紫色。其反应产物同上,即生成羟肟酸铁配位化合物。该反应多用于羧酸及其酯类的鉴别。

$$Cl-\!\!\!\!\bigcirc\!\!\!\!-O-\underset{\underset{CH_3}{|}}{\overset{\overset{CH_3}{|}}{C}}-COOC_2H_5 + NH_2OH \cdot HCl + 2KOH \longrightarrow$$

$$Cl-\!\!\!\!\bigcirc\!\!\!\!-O-\underset{\underset{CH_3}{|}}{\overset{\overset{CH_3}{|}}{C}}-\overset{\overset{O}{\|}}{C}-NHOK + C_2H_5OH + KCl + 2H_2O$$

$$Cl-\!\!\!\!\bigcirc\!\!\!\!-O-\underset{\underset{CH_3}{|}}{\overset{\overset{CH_3}{|}}{C}}-\overset{\overset{O}{\|}}{C}-NHOK + Fe^{3+} \xrightarrow{H^+} Cl-\!\!\!\!\bigcirc\!\!\!\!-O-\underset{\underset{CH_3}{|}}{\overset{\overset{CH_3}{|}}{C}}-\underset{\underset{N}{|}}{\overset{\overset{O\cdots Fe/3}{\|}}{C}}$$

二、重氮化—偶合反应

贝诺酯具有潜在的芳伯氨基,加酸水解后产生游离芳伯氨基结构,在酸性溶液中,与亚硝酸钠试液进行重氮化反应,生成重氮盐,再与碱性 β-萘酚偶合生成橙红色沉淀。

三、氧化反应

甲芬那酸的硫酸溶液加热后显黄色,并有绿色荧光,与重铬酸钾试液反应,即呈深蓝色,随即变为棕绿色。

四、水解反应

1. 阿司匹林与碳酸钠试液加热水解,生成水杨酸钠及醋酸钠,加过量稀硫酸

34

酸化后,则生成白色水杨酸沉淀,并产生醋酸的臭气。分离得到的沉淀物可溶于醋酸铵试液中,在 100～105 ℃ 干燥后,熔点为 156～161 ℃。

$$\text{（结构式）COOH, OCOCH}_3 + Na_2CO_3 \xrightarrow{\triangle} \text{（结构式）COONa, OH} + CH_3COONa + CO_2\uparrow$$

$$2\,\text{（结构式）COONa, OH} + H_2SO_4 \longrightarrow 2\,\text{（结构式）COOH, OH}\downarrow + Na_2SO_4$$

$$2CH_3COONa + H_2SO_4 \longrightarrow 2CH_3COOH + Na_2SO_4$$

2. 双水杨酯又称为水杨酰水杨酸酯,与氢氧化钠试液煮沸,水解生成水杨酸盐。上述水杨酸盐的鉴别反应呈阳性,即加稀盐酸酸化,可析出白色水杨酸沉淀,分离所得沉淀可溶于醋酸铵试液中。

五、分解产物的反应

1. 苯甲酸盐可分解成苯甲酸升华物,可用于鉴别。如取苯甲酸钠置于干燥试管中,加硫酸,并加热(不炭化),生成的苯甲酸在试管内壁凝成白色升华物。

2. 含硫的药物可分解后鉴别。如丙磺舒在高温加热时,具有二氧化硫的特臭,与氢氧化钠共熔融可分解生成亚硫酸钠,亚硫酸钠经硝酸氧化成硫酸钠,而显硫酸盐反应。

$$HOOC-\text{（苯环）}-SO_2N(CH_2CH_2CH_3)_2 + 3NaOH \longrightarrow$$

$$\text{（苯环）}-ONa + CO_2\uparrow + H_2O + Na_2SO_3 + HN(CH_2CH_2CH_3)_2$$

$$Na_2SO_3 \xrightarrow{[O]} Na_2SO_4$$

任务二　基本操作

实验目的

熟练进行芳酸及其酯类药物的鉴别操作,并正确判断试验结果。

实验用品

器材:试管、酒精灯、滴瓶、漏斗、分光光度计等。

试剂:碳酸钠、氢氧化钠、盐酸、三氯化铁、稀硫酸、亚硝酸钠、β-萘酚试液、苯甲酸、水杨酸、阿司匹林、贝诺酯、布洛芬等。

实验内容

1.苯甲酸的鉴别。取苯甲酸 0.2 g,加 0.4％氢氧化钠溶液 15 mL,振摇,过滤,加三氯化铁溶液 2 滴,生成赭色沉淀。

2.水杨酸的鉴别。取水杨酸的水溶液,加三氯化铁试液 1 滴,溶液显紫堇色。

3.阿司匹林的鉴别。取阿司匹林 0.1 g,加水煮沸,放冷,加三氯化铁试液 1 滴,溶液显紫堇色。取阿司匹林 0.5 g,加碳酸钠试液 10 mL,煮沸,放冷,加过量稀硫酸,生成白色沉淀,并有醋酸的臭气。

4.贝诺酯的鉴别。取贝诺酯 0.2 g,加氢氧化钠溶液 50 mL,煮沸,放冷,过滤,并加盐酸调酸性,加三氯化铁试液 2 滴,溶液显紫堇色。取贝诺酯 0.1 g,加稀盐酸 5 ml,煮沸,放冷,过滤,加 0.1 mol·L^{-1}亚硝酸钠数滴,再加 2 滴碱性 β-萘酚试液,生成猩红色沉淀。

5.布洛芬的鉴别。取适量布洛芬,加 0.4％氢氧化钠溶液,制成每毫升含布洛芬 0.25 mg 的溶液。按分光光度法测定,布洛芬在 265 nm 与 273 nm 的波长处有最大吸收,在 245 nm 与 271 nm 的波长处有最小吸收。

注意事项

1.做苯甲酸生成碱式苯甲酸铁的试验时,不可过多地加入氢氧化钠溶液,否则将生成红棕色的氢氧化铁沉淀。应注意区别碱式苯甲酸铁的赭色沉淀与氢氧化铁的红棕色沉淀的颜色。

2.做阿司匹林和贝诺酯水解试验时,应在水浴中进行,不能直火加热,否则水解产物会因温度过高而发生氧化,影响试验结果。

任务三　课堂练习

独立操作鉴别试验。

项目二 磺胺甲恶唑的鉴别

任务一 磺胺类药物的鉴别原理

1. 重氮化－偶合反应。磺胺甲恶唑结构中含有芳香第一胺,与亚硝酸钠和稀盐酸反应,生成重氮化合物,该重氮化合物能与碱性 β-萘酚试液发生反应,产生橙黄色到猩红色沉淀。

2. 与硫酸铜试液反应。磺胺类药物的磺酰胺基上的氢原子可被金属离子(银、铜等)取代,生成不同颜色的难溶性的金属盐沉淀。

任务二 基本操作

实验目的

1. 掌握磺胺类药物的两种鉴别试验:重氮化－偶合反应以及与硫酸铜试液的反应。

2. 熟悉鉴别试验的基本操作。

3. 培养学生独立操作鉴别试验的能力。

实验用品

器材:试管、胶头滴管、玻璃棒等。

试剂:磺胺甲恶唑、稀盐酸、$0.1 \text{ mol} \cdot \text{L}^{-1}$ 亚硝酸钠溶液、碱性 β-萘酚试液、0.4% 氢氧化钠溶液、硫酸铜试液、蒸馏水等。

实验步骤

一、溶液的配制

1. 稀盐酸的配制。按《中国药典》规定,取盐酸 234 mL,加水稀释至 1000 mL,即得。

2. $0.1 \text{ mol} \cdot \text{L}^{-1}$ 亚硝酸钠溶液的配制。取亚硝酸钠 1 g,加水溶解成 100 mL,即得。

3. 碱性 β-萘酚溶液的配制。取 β-萘酚 0.25 g,加氢氧化钠溶液($1 \rightarrow 10$) 10 mL,溶解后即得。本液应现配现用。

4. 0.4% 氢氧化钠溶液的配制。取氢氧化钠 0.4 g,加水溶解至 100 mL 即得。

5. 硫酸铜溶液的配制。取硫酸铜 12.5 g,加水溶解至 100 mL,溶解后即得。

二、操作

1. 取供试品约 50 mg,加稀盐酸 1 mL,加数滴 $0.1 \text{ mol} \cdot \text{L}^{-1}$ 亚硝酸钠溶液和碱性 β-萘酚试液,生成橙黄色到猩红色沉淀。

37

2.取磺胺甲恶唑约 0.1 g,加水和 0.4％氢氧化钠溶液各 3 mL,振摇,使其溶解,加硫酸铜试液 1 滴,即生成草绿色沉淀。

任务三　课堂练习

独立操作,完成磺胺甲恶唑的鉴别试验。

模块四 典型药物的杂质检查

项目一 药物的杂质检查

任务一 基本原理

一、氯化物检查法

在药物的生产过程中,常用到盐酸或将药物制成盐酸盐形式。氯离子对人体无害,且能反映药物的纯度及生产过程是否正常,因此,氯化物常作为信号杂质检查的物质。

原理 药物中的微量氯化物在硝酸酸性条件下与硝酸银反应,生成氯化银胶体微粒而显白色浑浊,与一定量的标准氯化钠溶液在相同条件下产生的氯化银浑浊程度比较,判定供试品中氯化物是否符合限量规定。

$$Cl^- + Ag^+ \longrightarrow AgCl\downarrow (白)$$

方法 除另有规定外,取各药品项下规定量的供试品,加水溶解成 25 mL(溶液如显碱性,可滴加硝酸使其成中性),再加稀硝酸 10 mL,溶液如不澄清,应过滤(滤纸事先用含有硝酸的水洗净其上的氯化物),置于 50 mL 纳氏比色管中,加水至 40 mL,摇匀,即得供试溶液。另取各药品项下规定量的标准氯化钠溶液(10 $\mu g \cdot mL^{-1}$),置于 50 mL 纳氏比色管中,加稀硝酸 10 mL,加水至 40 mL,摇匀,即得对照溶液。向供试溶液与对照溶液中,分别加入硝酸银试液 1.0 mL,用水稀释至 50 mL,摇匀,在暗处放置 5 min,同时置于黑色背景上,从比色管上方向下观察、比较,即得。

氯化物浓度以 50 mL 氯化物溶液中含 50～80 μg 的 Cl 为宜。此范围内氯化物所显浑浊度明显,便于比较。

加硝酸可避免弱酸银盐,如碳酸银、磷酸银及氧化银等沉淀的干扰,且可加速氯化银沉淀的生成,并产生较好的乳浊。硝酸的酸度以 50 mL 供试溶液中含稀硝酸 10 mL 为宜。

注意事项 供试品溶液如果带颜色,可采用内消色法解决。取供试品溶液两份,分别置于 50 mL 纳氏比色管中,一份中加硝酸银试液 1.0 mL,摇匀,放置 10 min,如显浑浊,则反复过滤,至滤液完全澄清,再加入规定量的标准氯化钠溶液与适量水至 50 mL,摇匀,在暗处放置 5 min,作为对照溶液;另一份中加硝酸银试液 1.0 mL 与适量水,使溶液终体积为 50 mL,按上述方法与对照溶液比较,即得。

二、硫酸盐检查法

微量的硫酸盐杂质也是一种信号杂质。

原理 药物中微量的硫酸盐在稀盐酸酸性条件下与氯化钡反应,生成硫酸钡微粒,显白色浑浊,与一定量标准硫酸钾溶液($100\ \mu g\ SO_4^{2-} \cdot mL^{-1}$)在相同条件下产生的硫酸钡浑浊程度比较,判定供试品中硫酸盐是否符合限量规定。

$$SO_4^{2-} + Ba^{2+} \longrightarrow BaSO_4 \downarrow (白)$$

方法 除另有规定外,取各药品项下规定量的供试品,加水溶解至约 40 mL,置于 50 mL 纳氏比色管中,加稀盐酸 2 mL,摇匀,即得供试溶液。另取标准硫酸钾溶液,置于 50 mL 纳氏比色管中,加水至约 40 mL,加稀盐酸 2 mL,摇匀,即得对照溶液。向供试溶液与对照溶液中分别加入 25% 氯化钡溶液 5 mL,用水稀释成 50 mL,摇匀,放置 10 min,同时置于黑色背景上,从比色管上方向下观察其浊度。

盐酸可防止碳酸钡或磷酸钡等沉淀的生成,避免杂质影响比浊。但酸度过大,可使硫酸钡溶解,降低检查的灵敏度,以 50 mL 供试品中含 2 mL 稀盐酸为宜。

注意事项 供试溶液如果带颜色,可采用内消色法。如果药物在水中不易溶解,可加入适量的有机溶剂,将药物溶解后再进行检查,例如,硫酸普拉睾酮钠中硫酸盐的检查,先用丙酮—水(1:1)溶解样品后,再进行检查。

三、铁盐检查法

微量铁盐的存在可能会加速药物的氧化和降解,因而要控制铁盐的量。《中国药典》和《美国药典》均采用硫氰酸盐法,《英国药典》采用巯基醋酸(Mercaptoacotic Acid)法检查,两种方法相比较,后者的灵敏度较高,但试剂较贵。硫氰酸盐法的原理和方法如下。

原理 铁盐在盐酸酸性溶液中与硫氰酸盐作用生成红色可溶性的硫氰酸铁配位离子,与一定量标准铁溶液用同法处理后进行比色。

$$Fe^{3+} + 6SCN^- \xrightarrow{H^+} [Fe(SCN)_6]^{3-}$$

方法 除另有规定外,取各药品项下规定量的供试品,加水溶解至 25 mL,移置于 50 mL 纳氏比色管中,加稀盐酸 4 mL 与过硫酸铵 50 mg,加水稀释至约 35 mL 后,加 30% 硫氰酸铵溶液 3 mL,再加水至 50 mL,摇匀。如果溶液显色,立即与一定量的标准铁溶液($10\ \mu g\ Fe \cdot mL^{-1}$)按相同方法制成的对照溶液比较。

本法用硫酸铁铵[$FeNH_4(SO_4)_2 \cdot 12H_2O$]配制标准铁溶液,并加入硫酸,防止铁盐水解,易于保存。当 50 mL 溶液中含 Fe^{3+} 为 $5 \sim 90\ \mu g$ 时,溶液的吸光度与浓度呈良好的线性关系。目视比色时,以 50 mL 溶液中含 $10 \sim 50\ \mu g\ Fe^{3+}$ 为宜。在此范围内,溶液的色泽梯度明显,易于区别。

在盐酸酸性条件下反应,可防止 Fe^{3+} 的水解。试验发现,以 50 mL 溶液中含稀盐酸 4 mL 为宜。

加入氧化剂,如过硫酸铵,既可氧化供试品中的 Fe^{2+} 成 Fe^{3+},又可防止由于光线而使硫氰酸铁还原或分解褪色。过硫酸铵和 Fe^{2+} 的反应式如下:

$$2Fe^{2+} + (NH_4)_2S_2O_8 \longrightarrow 2Fe^{3+} + (NH_4)_2SO_4 + SO_4^{2-}$$

注意事项 某些药物(如葡萄糖、糊精和硫酸镁等)在检查过程中需加硝酸处理,硝酸也可将 Fe^{2+} 氧化成 Fe^{3+}。因硝酸中可能含亚硝酸,它能与硫氰酸根离子作用,生成红色亚硝酰硫氰化物,影响比色,所以剩余的硝酸必须经加热煮沸除去。亚硝酸和硫氰酸根离子的反应式如下:

$$HNO_2 + SCN^- + H^+ \longrightarrow NO \cdot SCN + H_2O$$

铁盐与硫氰酸根离子的反应为可逆反应,加入过量的硫氰酸铵,不仅可以增加生成的配位离子的稳定性,提高反应灵敏度,还能消除因 Cl^-、PO_4^{3-}、SO_4^{2-}、枸橼酸根离子等与铁盐形成配位化合物而引起的干扰。

若供试液管与对照液管的色调不一致,或呈现的硫氰酸铁的颜色较浅,不便于比较时,可分别转移至分液漏斗中,各加正丁醇或异戊醇提取,分别取醇层比色。因硫氰酸铁配位离子在正丁醇等有机溶剂中的溶解度大,故上述处理能增加颜色深度,同时也能排除上述操作中酸根阴离子的影响。

某些有机药物特别是具有环状结构的有机药物,在实验条件下不溶解或对检查有干扰,需经炽灼破坏,使铁盐转变成 Fe_2O_3 留于残渣中,处理后再进行检查。

例如,泛影酸中铁盐的检查。泛影酸工艺中用铁和酸将 3,5-二硝基苯甲酸还原为 3,5-二氨基苯甲酸,后者是泛影酸的中间体。在这个过程中有可能引入铁盐,其检查方法为取炽灼残渣项下遗留的残渣,加盐酸 1 mL,置于水浴上蒸干,再加 1 mL 盐酸与适量水,置于水浴上加热,过滤,坩埚用水洗涤,合并滤液与洗液,体积为 25 mL。按上述方法检查,与 1.0 mL 标准铁溶液用同一方法制成的对照液比较,色泽不得更深(0.001%)。

四、重金属检查法

重金属影响药物的稳定性及安全性。重金属是指在实验条件下能与硫代乙酰胺或硫化钠作用而显色的金属杂质,如银、铅、汞、铜、镉、铋、锑、锡、砷、锌、钴、镍等。因为在药品生产中遇到铅的机会较多,且铅易蓄积而导致中毒,故铅作为重金属的代表,并以铅的限量表示重金属限度。如需对某种特定金属离子或上述方法不能检测到的金属离子作限度要求,可采用专属性较强的原子吸收分光光度法或具有一定专属性的经典比色法(如《中国药典》已收载的铜、锌等杂质的检查法)。《中国药典》(2005 年版)附录中规定了四种重金属检查方法。

第一法 硫代乙酰胺法

硫代乙酰胺法适用于溶于水、稀酸和乙醇的药物,为最常用的方法。

原理 硫代乙酰胺在弱酸性条件下水解,产生硫化氢,硫化氢与重金属离子生成黄色到棕黑色的硫化物混悬液。硫化物混悬液与一定量的标准铅溶液经同法处理后所呈颜色比较,判定供试品中重金属是否符合限量规定。

$$CH_3CSNH_2 + H_2O \xrightarrow{pH\ 3.5} CH_3CONH_2 + H_2S$$

$$Pb^{2+} + H_2S \longrightarrow PbS\downarrow + 2H^+$$

方法 除另有规定外,取 25 mL 纳氏比色管 2 支,甲管中加一定量的标准铅溶液与醋酸盐缓冲液(pH 3.5)2 mL 后,加水或各药品项下规定的溶剂稀释至25 mL,乙管中加入按各药品项下规定方法制成的供试溶液 25 mL。再在甲、乙两管中分别加入硫代乙酰胺试液各 2 mL,摇匀,放置 2 min。同时置于白纸上,自上向下观察,乙管中显示的颜色与甲管比较,颜色不得更深。

标准铅溶液为每毫升溶液含 Pb 10 μg,适宜目视比色的浓度范围为每 25 mL 溶液中含 Pb 10～20 μg,相当于 1～2 mL 标准铅溶液。

金属离子与硫化氢的呈色受 pH 影响较大。当 pH 为 3.0～3.5 时,硫化铅沉淀较完全,酸度增大,重金属离子与硫化氢呈色变浅,甚至不显色。因此,供试品若用强酸溶解,或在处理中用了强酸,在加入硫代乙酰胺试液前,应先加氨水至溶液对酚酞指示液显中性,再加 pH 为 3.5 的醋酸盐缓冲液,调节溶液的酸度。

注意事项　供试品若有颜色,应在加硫代乙酰胺试液前在对照溶液管中滴加少量的稀焦糖溶液或其他无干扰的有色溶液,使对照溶液管与供试品溶液管的颜色一致,然后再加硫代乙酰胺试液比色。如按以上方法仍不能使两管颜色一致,应取样按第二法检查(也可采用内消色法,使对照溶液与样品溶液的颜色一致)。

供试品中若有微量高铁盐存在,在弱酸性溶液中将氧化硫化氢而产生浑浊,影响比色。可先加抗坏血酸 0.5～1.0 g,使高铁离子还原为亚铁离子,再按上述方法进行检查。

第二法　炽灼后的硫代乙酰胺法

炽灼后的硫代乙酰胺法适用于含芳环、杂环以及难溶于水、稀酸及乙醇的有机药物。

原理　重金属可能会与芳环、杂环形成较牢固的价键,因此,需先将供试品炽灼破坏,残渣加硝酸进一步破坏,蒸干。有机药物加盐酸转化为易溶于水的氯化物,再按第一法进行检查。

方法　除另有规定外,取炽灼残渣项下遗留的残渣,加硝酸 0.5 mL,蒸干,至氧化氮蒸气除尽后(或取一定量供试品,慢慢炽灼至完全炭化,放冷,加硫酸 0.5～1.0 mL 湿润,用低温加热法使硫酸除尽后,加硝酸 0.5 mL,蒸干,至氧化氮蒸气除尽后,放冷,在 500～600 ℃炽灼残渣,使之完全灰化),放冷,加盐酸 2 mL,置于水浴上蒸干后,加水 15 mL,滴加氨试液至对酚酞指示液显中性,再加醋酸盐缓冲液(pH 为 3.5)2 mL,微热溶解后,置于纳氏比色管中,加水稀释至 25 mL。另取配制供试品溶液的试剂,置于瓷皿中蒸干后,加醋酸盐缓冲液(pH 为 3.5)2 mL 与水 15 mL,微热溶解后,移置于纳氏比色管中,加一定量标准铅溶液,再用水稀释至 25 mL,按照上述第一法检查,即得。

注意事项　炽灼温度对重金属检查影响较大,温度越高,重金属损失越多,例如,铅在 700 ℃经 6 h 炽灼,回收率仅为 32%。因此,应控制炽灼温度在 500～600 ℃。炽灼残渣加硝酸后,加热处理,必须蒸干至除尽氧化氮,否则亚硝酸可使硫化氢氧化析出硫,影响比色。为了消除盐酸或其他试剂中可能夹杂的重金属的影响,在配制供试品溶液时,如使用盐酸量超过 1 mL(或与 1 mL 盐酸相当的稀盐酸),或氨试液超过 2 mL,以及用硫酸与硝酸进行有机破坏或其他试剂处理,除另有规定外,对照溶液应取同样量试剂在瓷皿中蒸干后,进行检查。

含钠盐或氟的有机药物在炽灼时,能腐蚀瓷坩埚而引入重金属,应改用铂坩埚或硬质玻璃蒸发皿。如乳酸钠溶液中重金属的检查,因乳酸钠对重金属离子有掩蔽作用,故不能采用第一法检查,而应采用第二法检查。因本品是碱金属盐,所以规定用铂坩埚或石英坩埚。

安乃近及盐酸氟奋乃静中重金属的检查也采用此方法。

第三法　硫化钠法

硫化钠法适用于溶于碱性水溶液而难溶于稀酸或在稀酸中生成沉淀的药物。如磺胺类、巴比妥类药物等。

原理　在碱性介质中,以硫化钠为显色剂,使 Pb^{2+} 生成 PbS 微粒的混悬液,与一定量标准铅溶液经同法处理后所呈颜色比较,判断供试品中重金属是否符合限量规定。

$$Pb^{2+} + S^{2-} \longrightarrow PbS\downarrow$$

方法　除另有规定外,取供试品适量,加氢氧化钠试液 5 mL 与水 20 mL 溶解后,置于纳氏比色管中,加硫化钠试液 5 滴,摇匀,与一定量的标准铅溶液按同法处理后的颜色进行比较。

硫化钠试液对玻璃有一定的腐蚀性,且久置后会产生絮状物,因此硫化钠溶液应现配现用。

第四法　微孔滤膜法

微孔滤膜法适用于重金属限量低(含重金属杂质为 $2\sim5\ \mu g$)的药物。

原理　重金属限量低时,用纳氏比色管难以观察,需要用微孔滤膜过滤,重金属硫化物沉积于微孔滤膜上形成色斑,与一定量标准铅溶液按同法处理后产生的色斑比较,判断重金属是否超过限量。该法可提高检查的灵敏度。《英国药典》(2005)也采用此方法,所用的过滤装置也相似。

方法　试验滤器装置由具有螺纹丝扣并能密封的上下两部分以及垫圈、滤膜和尼龙垫网组成(图 4-1)。

标准铅斑的制备:精密量取一定量的标准铅溶液,置于小烧杯中,用水或各品种项下规定的溶剂稀释至 10 mL,加入醋酸盐缓冲液(pH 为 3.5) 2 mL 和硫代乙酰胺试液 1 mL,摇匀,放置 10 min,用 50 mL 注射器转移至滤器中进行压滤(滤速为 $1\ mL \cdot min^{-1}$),压滤完毕,取下滤膜,放在滤纸上干燥,即得。

取按各品种项下规定方法制成的供试溶液 10 mL,按照标准铅斑的制备方法操作,将生成的铅斑与标准铅斑比较,颜色不得更深。

五、砷盐检查法

砷盐多在药物生产过程中由所使用的无机试剂引入,多种药物检查中要求检查砷盐,砷为毒性杂质,须严格控制其含量。《中国药典》和《日本药局方》均采用古蔡氏法和二乙基二硫代氨基甲酸银法检查药物中微量的砷盐;《英国药典》采用

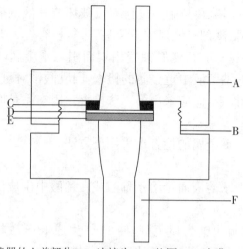

A.滤器的上盖部分；B.连接头；C.垫圈；D.滤膜；E.尼龙垫网；F.滤器下部

图 4-1 微孔滤膜过滤法检查重金属装置

古蔡氏法和次磷酸法；《美国药典》采用二乙基二硫代氨基甲酸银法。

(一)古蔡氏法

原理 金属锌与酸作用产生新生态的氢,氢与药物中微量砷盐反应生成具有挥发性的砷化氢,砷化氢遇溴化汞试纸产生黄色至棕色的砷斑,与一定量标准砷溶液所生成的砷斑比较,判断供试品中重金属是否符合限量规定。

$$As^{3+} + 3Zn + 3H^+ \longrightarrow 3Zn^{2+} + AsH_3 \uparrow$$

$$AsO_3^{3-} + 3Zn + 9H^+ \longrightarrow 3Zn^{2+} + 3H_2O + AsH_3 \uparrow$$

$$AsH_3 + 3HgBr_2 \longrightarrow 3HBr + As(HgBr)_3 (黄色)$$

$$2As(HgBr)_3 + AsH_3 \longrightarrow 3AsH(HgBr)_2 (棕色)$$

$$As(HgBr)_3 + AsH_3 \longrightarrow 3HBr + As_2Hg_3 (黑色)$$

方法 检砷装置见图 4-2。向导气管 C 中装入 60 mg 醋酸铅棉花(装管高度为 60～80 mm),再向旋塞 D 的顶端平面上放一片溴化汞试纸,盖上旋塞 E 并旋紧。

标准砷斑的制备:精密量取 2 mL 标准砷溶液,置于 A 瓶中,加 5 mL 盐酸与 21 mL 水,再加 5 mL 碘化钾试液与 5 滴酸性氧化亚锡试液,在室温中放置 10 min。然后加入 2 g 锌粒,立即将装好的导气管 C 密塞于 A 瓶上,并将 A 瓶置于 25～40 ℃水浴中,反应 45 min,取出溴化汞试纸,即得。

样品砷斑的制备:取按各品种项下规定方法制成的供试品溶液,置于 A 瓶中,加 5 mL 盐酸与 21 mL 水,按照标准砷斑的制备方法,将生成的砷斑与标准砷斑比较,颜色不得更深。

用三氧化二砷配制贮备液,在临用前取新鲜贮备液配制标准砷溶液,1 mL 标准砷溶液相当于 1 μg As。《中国药典》制备标准砷斑采用 2 mL 标准砷溶液(相当于 2 μg 的 As),所得砷斑清晰,否则,砷斑颜色过深或过浅,均影响比色的正确性。

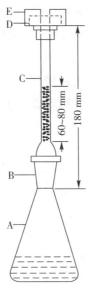

A.标准磨口锥形瓶；B.标准磨口塞；C.导气管；D.旋塞；E.旋塞盖

图 4-2　古蔡氏法检砷装置

五价砷在酸性溶液中也能被金属锌还原为砷化氢，但生成砷化氢的速度较三价砷慢，故在反应液中加入碘化钾及氯化亚锡，将五价砷还原为三价砷，碘化钾被氧化生成的碘又可被氯化亚锡还原为碘离子，后者与反应中产生的锌离子能形成稳定的配位离子，有利于生成砷化氢的反应不断进行。

氯化亚锡与碘化钾还可抑制锑化氢的生成，因为锑化氢也能与溴化汞试纸作用生成锑斑。在试验条件下，$100\ \mu g$ 锑的存在不致于干扰实验结果的测定。氯化亚锡又可与锌作用，在锌粒表面形成锌锡齐，起去极化作用，从而使氢气均匀而连续地生成。

$$AsO_4^{3-} + 2I^- + 2H^+ \longrightarrow AsO_3^{3-} + I_2 + H_2O$$
$$AsO_4^{3-} + Sn^{2+} + 2H^+ \longrightarrow AsO_3^{3-} + Sn^{4+} + H_2O$$
$$I_2 + Sn^{2+} \longrightarrow 2I^- + Sn^{4+}$$
$$4I^- + Zn^{2+} \longrightarrow [ZnI_4]^{2-}$$

锌粒及供试品中可能含有少量硫化物，硫化物在酸性溶液中能产生硫化氢气体，硫化氢与溴化汞作用生成硫化汞的色斑，干扰试验结果，故用含醋酸铅的棉花吸收硫化氢。用 60 mg 醋酸铅棉花，装管高度为 $60\sim80$ mm，以控制醋酸铅棉花填充的松紧度，这样既能免除硫化氢的干扰（$100\ \mu g$ S 不会干扰测定），又可使砷化氢以适宜的速度通过。

溴化汞试纸与砷化氢作用较氯化汞试纸灵敏，但所呈砷斑不够稳定，在反应中应保持干燥及避光，并立即与标准砷斑进行比较。

注意事项　供试品若为硫化物、亚硫酸盐、硫代硫酸盐等，在酸性溶液中生成硫化氢或二氧化硫气体，与溴化汞作用生成黑色硫化汞或金属汞，干扰砷斑的检查。故应先加硝酸处理，使黑色硫化汞或金属汞氧化成硫酸盐，除去干扰。如解毒药硫代硫酸钠中砷盐的检查:取本品 0.20 g,加水 5 mL 溶解后,加 3 mL 硝酸,置于水浴上蒸干,残渣中加水数毫升,搅匀,过滤,滤渣用水洗净,合并滤液与洗液,待蒸干后,加盐酸 5 mL 与水 23 mL 使之溶解,按古蔡氏法检查。

供试品若为铁盐,由于铁盐能消耗碘化钾、氯化亚锡等还原剂,并能氧化砷化氢,故会干扰测定结果。如检查枸橼酸铁铵中的砷盐,需先加酸性氯化亚锡试液,将高铁离子还原为低铁离子后再检查。

因砷在环状结构的有机药物分子中可能以共价键结合,要先对结合物进行有机破坏,否则检出结果会偏低或难以检出。常用的有机破坏方法有碱破坏法和酸破坏法。《中国药典》采用碱破坏法,如检查酚磺酞、呋塞米等中的砷盐时,向供试品中加氢氧化钙,先小火灼烧使其炭化,再在 500~600 ℃ 炽灼至完全灰化。环状结构的有机酸碱金属盐,如苯甲酸钠、对氨基水杨酸钠等,用石灰法不能完全破坏其结构,需要用无水碳酸钠进行碱融破坏。此外,也可用硝酸镁的乙醇溶液进行灼烧,破坏分解有机物,使砷生成非挥发性砷酸镁[$Mg_3(AsO_4)_2$],由于残渣质轻,故加盐酸后易于溶解。本法操作简便,易于灰化,用于有机药物破坏后砷能定量回收。但操作中需注意充分灰化,使硝酸镁完全分解为氧化镁。若有硝酸盐或亚硝酸盐残留,则在酸性溶液中能生成硝酸或亚硝酸,影响砷化氢的生成。

含锑药物,如葡萄糖酸锑钠,用古蔡氏法检查砷时,锑盐也可被还原为锑化氢,与溴化汞试纸作用,产生灰色锑斑,干扰砷斑的检出。

$$SbH_3 + HgBr_2 \rightarrow SbH_2(HgBr) + HBr$$

可改用白田道夫(Betterdorff)法检查砷盐。原理是氯化亚锡在盐酸中将砷盐还原成棕褐色的胶态砷,与一定量标准砷溶液用同法处理后的颜色比较,可控制供试品中的砷量。

$$2As^{3+} + 3SnCl_2 + 6HCl \rightarrow 2As\downarrow + 3SnCl_4 + 6H^+$$

此法的反应灵敏度以 As_2O_3 计为 $20\ \mu g \cdot (10\ mL)^{-1}$。少量氯化汞的加入,能提高反应灵敏度达 $2\ \mu g \cdot (10\ mL)^{-1}$。

(二)二乙基二硫代氨基甲酸银法

二乙基二硫代氨基甲酸银法(Silver Diethyldithiocarbamate),简称 Ag(DDC)法,不仅可用于砷盐的限量检查,也可用于微量砷盐的含量测定。

原理 金属锌与酸作用产生新生态氢,与微量砷盐反应生成具有挥发性的砷化氢,砷化氢还原二乙基二硫代氨基甲酸银,产生红色胶态银,同时在相同条件下使一定量标准砷溶液呈色,用目视比色法或在 510 nm 波长处测定吸光度进行比较。

$$AsH_3 + 6Ag(DDC) + 3 \begin{array}{c} \\ N \end{array} \longrightarrow As(DDC)_3 + 6Ag + 3 \begin{array}{c} \\ N \end{array} \cdot HDDC$$

其中 Ag(DDC)的结构为：

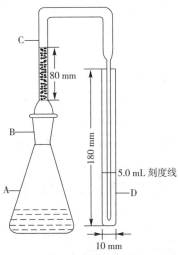

方法 检砷装置如图 4-3 所示。取一定量的供试品溶液(或标准砷溶液 5.0 mL)置于 A 瓶中,加盐酸 5 mL 与水 21 mL,再加碘化钾试液 5 mL 与酸性氯化亚锡试液 5 滴。在室温中放置 10 min 后,加锌粒 2 g,立即将导气管 C 与 A 瓶塞紧,使生成的砷化氢气体导入盛有 5.0 mL Ag(DDC)溶液的 D 管中,并将 A 瓶置于 25～40 ℃水浴中,反应 45 min 后,取出 D 管,添加三氯甲烷至刻度,混匀。将供试溶液 D 管和对照溶液 D 管同时置于白色背景上,自管上方向下观察、比色。必要时,可将吸收液分别移至 1 cm 吸收池中,以 Ag(DDC)试液为空白,在 510 nm 波长处测定吸光度,供试溶液的吸光度不得大于标准砷对照溶液的吸光度。

A.标准磨口锥形瓶； B.标准磨口塞；C.导气管；D.瓶底玻璃管

图 4-3　Ag(DDC)法检砷装置

注意事项 当 As 浓度在 $1～10\ \mu g\cdot(40\ mL)^{-1}$ 范围内时,线性关系良好,显色在 2 h 内稳定,重现性好,并可测得砷盐的含量。

锑化氢与 Ag(DDC)的反应灵敏度较低,当反应液中加入 40%氯化亚锡溶液 3 mL 和 15%碘化钾溶液 5 mL 时,500 μg 锑不会干扰实验结果的测定。

次磷酸法的原理是在盐酸酸性溶液中,次磷酸将砷盐还原为棕色的游离砷,与一定量的标准砷溶液用同法处理后所显示的颜色比较,来控制药物中的砷含量。此法用于硫化物、亚硫酸盐以及含锑药物等的砷盐检查。此法不产生干扰,但灵敏度比古蔡氏法低。

六、溶液澄清度检查法

澄清度是检查药品溶液的混浊程度,可以反映药物溶液中微量的不溶性杂质的存在情况,在一定程度上可以反映药品的质量和生产工艺水平,是控制注射用的原料药纯度的重要指标。《中国药典》中澄清度的检查方法为比浊法,《英国药典》中澄清度的检查方法与《中国药典》中澄清度的检查方法大体相同。

原理 药物溶液中存在着分散的细微颗粒,当直线光通过溶液时,细微颗粒可引起光的散射,测量光的散射就可以测量溶液的浊度。在实际检查中,通过比较供试品溶液和浊度标准液的浊度,来判断供试品溶液的澄清度是否符合规定。

方法 在室温下,将用水稀释至一定浓度的供试品溶液和等量的浊度标准液分别置于配对的比浊管中,在浊度标准液制备 5 min 后,在暗室内垂直并同时置于伞棚灯下,照度为 1000 lx,从水平方向观察、比较,来检查溶液的澄清度或其浊度。除另有规定外,供试品溶解后应立即检视。

《中国药典》规定:供试品溶液的澄清度与所用溶剂相同或未超过 0.5 号浊度标准液时,为"澄清";供试品溶液的乳白色比 0.5 号明显,而不及 1 号时,为"几乎澄清"(称为浊度 0.5 级号);其余以此类推。《英国药典》规定的"澄清"系指供试品溶液的澄清度相同于水或所用溶剂,或未超过 1 号浊度标准液(《英国药典》的浊度标准中无 0.5 级号),限量较我国稍宽。

浊度标准液的配制是利用乌洛托品在偏酸性条件下水解产生甲醛,甲醛与肼缩合,生成不溶于水的甲醛腙白色混浊。

$$(CH_2)_6N_4 + 6H_2O \longrightarrow 6HCHO + 4NH_3$$

$$HCHO + H_2N-NH_2 \longrightarrow H_2C=NNH_2 \downarrow + H_2O$$

浊度标准贮备液的配制:配制 1.0% 硫酸肼水溶液,放置 4~6 h,待浊度稳定后,取此溶液和 10% 乌洛托品水溶液等容量混合,摇匀,于 25 ℃ 避光静置 24 h,即得浊度标准贮备液。浊度标准贮备液应置于冷处,避光保存,在 2 个月内使用,使用前摇匀。

浊度标准原液的配制:取 15.0 mL 浊度标准贮备液,置于 1000 mL 容量瓶中,加水稀释至刻度,摇匀,取适量浊度标准原液置于 1 cm 吸收池中,在 550 nm 波长处测定吸光度,其吸光度应在 0.12~0.15 范围内。本液应在 48 h 内使用,用前摇匀。

浊度标准液的配制:取浊度标准原液与水,按表 4-1 配制,即得。本液临用时配制,使用前充分摇匀。

表 4-1 不同级别浊度标准液

浊度标准原液(mL)	2.50	5.0	10.0	30.0	50.0
水(mL)	97.50	95.0	90.0	70.0	50.0

注意事项 光线和温度对混悬液的形成有影响。在阳光直射下形成的混悬液的浊度较低,在自然光或荧光灯下形成的混悬液的浊度相近,在暗处形成的混悬液的浊度最高。在低温(1 ℃)下反应不能进行,不产生沉淀,温度较高时形成的混悬液的浊度稍低,因此,规定在 25±1 ℃ 制备浊度标准贮备液。

多数药物的澄清度检查是用水作溶剂的,但也有或同时用酸、碱或有机溶剂(如乙醇、甲醇、丙酮等)作溶剂的。例如,非洛地平在水中几乎不溶,在甲醇、乙醇中易溶,其澄清度的检查常用甲醇作溶剂;依诺沙星在甲醇中微溶,在水中几乎不溶,在氢氧化钠溶液中易溶,故用氢氧化钠溶液作溶剂;环丙沙星用 $0.1\ mol \cdot L^{-1}$ 盐酸作溶剂。有机酸的碱金属盐类药物强调用新沸过的冷水作溶剂,因为水中若溶有二氧化碳,将影响溶液的澄清度,当检查后的溶液还需供酸度检查用时,也应强调用新沸过的冷水。

供制备注射用的原料药物往往既要检查溶液澄清度,也要检查溶液颜色。如美罗培南的检查:取本品 5 份,分别加入取样量 20% 的碳酸钠(供注射用)作助溶剂,加水制成 $0.11\ g \cdot mL^{-1}$ 的美罗培南溶液,溶液应澄清无色;如显浑浊,应与 1 号浊度标准液比较,均不得更浓;如显色,应与黄色或黄绿色 5 号标准比色液比较,均不得更深。

七、炽灼残渣检查法

炽灼残渣(Residue on Ignition)系指有机药物经炭化或挥发性无机药物加热分解后,经高温炽灼所产生的非挥发性无机杂质的硫酸盐。炽灼残渣检查用于控制有机药物经炭化或挥发性无机药物经高温炽灼产生的非挥发性无机杂质的量。

方法 取 $1.0 \sim 2.0\ g$ 供试品或各药品项下规定的重量,置于已炽灼至恒重的坩埚中,精密称定,慢慢炽灼药品至完全炭化,放冷至室温。除另有规定外,加 $0.5 \sim 1.0\ mL$ 硫酸湿润已炭化的药品,低温加热至硫酸蒸气除尽后,在 $700 \sim 800\ ℃$ 炽灼使药品完全灰化,移置于干燥器内,放冷至室温,精密称定后,再在 $700 \sim 800\ ℃$ 炽灼至恒重,即得。

$$炽灼残渣(\%) = \frac{残渣及坩埚重 - 空坩埚重}{供试品重} \times 100\%$$

《中国药典》与《英国药典》对炽灼残渣的最终结果均要求为恒重,而《美国药典》与《日本药局方》均规定残渣在限度外时才要求炽灼至恒重。《中国药典》和《美国药典》均为先炭化后再加硫酸,《英国药典》和《日本药局方》则为加硫酸消化 2 次,例如《英国药典》的做法是加硫酸灼烧,再加硫酸灼烧,温度约为 $800\ ℃$,灼烧 $15\ min$,重复至前后两次称重相差不超过 $0.5\ mg$。这四个国家的药典所使用的炽灼温度不完全一致,《中国药典》为 $700 \sim 800\ ℃$,《美国药典》为 $800 \pm 25\ ℃$,《英国药典》为 $800\ ℃$,《日本药局方》为 $450 \sim 550\ ℃$。

注意事项 供试品的取用量应根据炽灼残渣限量和称量误差决定。样品量过多,炭化和灰化所需时间太长;样品量过少,称量误差就会增大。一般应使炽灼残渣量为 $1 \sim 2\ mg$,残渣限量一般为 $0.1\% \sim 0.2\%$。当残渣限量为 0.1% 时,取样量约为 1 g;残渣限量为 0.05% 时,取样量约为 2 g;残渣限量为 1% 以上时,取样量可在 1 g 以下。

为了避免供试品在炭化时骤然膨胀而逸出,可采用将坩埚斜置的方式,缓慢加热,直至供试品完全灰化(不产生烟雾)。在进行高温炉内炽灼操作前,务必蒸发除尽硫酸,以免硫酸蒸气腐蚀炉膛,造成漏电等事故。除尽硫酸蒸气应在低温加热下操作,以防由于温度过高,供试品飞溅,而影响测定结果。含氟的药品对瓷坩埚有腐蚀,应采用铂坩埚。一些重金属(如铅)在高温下易挥发,若需将炽灼残渣留作重金属检查时,炽灼温度必须控制在 $500\sim600\ ℃$。炽灼至恒重的第二次称重应在继续炽灼 $30\ min$ 后进行。

瓷坩埚编号可采用蓝墨水与 $FeCl_3$ 溶液的混合液涂写,烘烤至恒重后使用。

八、干燥失重测定法

干燥失重测定法主要检查药物中的水分及其他挥发性物质。药物中若含有较多的水分,不仅使药物的含量降低,还会引起药物的水解或霉变,从而使药物变质失效,因此,需进行药物的干燥失重测定。干燥失重是指药品在规定的条件下,经干燥后所减失的量,以百分率表示。干燥失重的量应为恒重,《中国药典》(2005年版)二部规定供试品连续两次干燥或炽灼后称重的差异在 $0.3\ mg$ 以下即达到恒重,干燥至恒重的第二次及以后各次称重均应在规定的条件下继续干燥 $1\ h$ 后进行。

干燥失重测定方法主要有下列四种。

(一)常压恒温干燥法

本法适用于受热较稳定的药物,例如,《中国药典》中的乌苯美司、卡巴胆碱、司帕沙星、尼莫地平、吗氯贝胺等均采用此法测定。

方法　通常是将样品置于(相同条件下)已干燥至恒重的扁形称量瓶中,除另有规定外,在 $105\ ℃$ 干燥至恒重,按下式计算:

$$干燥失重\% = \frac{称量瓶与加入样品重-恒重后称量瓶与样品重}{样品重} \times 100\%$$

注意事项　供试品应平铺于扁形称量瓶中,其厚度不超过 $5\ mm$;如果供试品为疏松物质,厚度不超过 $10\ mm$;大颗粒结晶药物应先研细,粒度约为 $2\ mm$。将供试品放入干燥箱进行干燥时,应将瓶盖取下,置于称量瓶旁,或将瓶盖半开进行干燥。取出称量瓶时,须将称量瓶盖好。置于烘箱内干燥的供试品,应在干燥后取出,置于干燥器中放冷,然后称重。

含有较多结晶水的药物,若在 $105\ ℃$ 不易除去结晶水,可提高干燥温度。例如,枸橼酸钠分子中含 2 个结晶水,应在 $180\ ℃$ 下干燥;硫酸吗啡分子中含 5 个结晶水,在 $145\ ℃$ 下干燥 $1\ h$;氢溴酸东莨菪碱含 3 个结晶水,操作中规定先在 $60\ ℃$ 干燥 $1\ h$,除去吸附水,再在 $105\ ℃$ 干燥至恒重,除去结晶水。

某些药物中含有较大量的水分,熔点又较低,如果直接在 $105℃$ 干燥,则供试品易熔化,表面结成一层薄膜,使水分不易继续挥发。例如,硫代硫酸钠含 5 分子结晶水,理论含水量达 36.3%,但硫代硫酸钠在 $48.2\ ℃$ 以上会出现熔化现象,不便于直接高温加热。试验时采用先在 $40\sim50\ ℃$ 加热,使结晶水慢慢失去,然后逐渐升高温度,在 $105\ ℃$ 干燥至恒重的方式;《美国药典》采用在 $40\sim45\ ℃$ 减压干燥 $16\ h$ 的方式;《日本药局方》采用先减压干燥 $2\ h$,再于 $105\ ℃$ 干燥 $3\ h$ 的方式。

某些易吸湿或受热发生相变而达不到恒重的药物,可采用在一定温度下,干燥一定时间所减失的重量代表干燥失重。如烟酸具有升华性,在干燥过程中不能达到恒重,《中国药典》规定其干燥时间为 $1\ h$。右旋糖酐 40 极易吸湿,经多次干燥,仍不能达到恒重,当空气湿度较大时,干燥至恒重更为困难。《中国药典》和《日本药局方》规定在 105 ℃ 干燥 6 h 后,减失重量不得超过 5.0%;《英国药典》和《美国药典》规定在 105 ℃ 干燥 5 h 后,减失重量不得超过 7.0%。

供试品为膏状物,应先取一个含有洗净的粗砂粒及一根小玻璃棒的称量瓶,在规定条件下干燥至恒重。然后称取一定量的供试品,用玻璃棒搅匀,然后干燥,并在干燥过程中搅拌数次,促使水分挥发,直至恒重。

(二)减压干燥法与恒温减压干燥法

本法适用于熔点低或受热易分解的供试品。采用减压干燥器或恒温减压干燥器时,除另有规定外,压力应在 2.67 kPa(20 mmHg)以下,温度为 60 ℃。干燥器中常用的干燥剂有无水氯化钙、硅胶和五氧化二磷,恒温减压干燥器中常用的干燥剂为五氧化二磷。

例如,木糖醇的熔点为 91.0~94.5 ℃,用五氧化二磷作干燥剂,减压干燥 24 h;卡托普利的熔点为 104~110 ℃,用五氧化二磷作干燥剂,减压干燥至恒重;奋乃静的熔点为 94~100 ℃,将它置于五氧化二磷干燥器中,减压干燥至恒重;泛昔洛韦的熔点为 101~105 ℃,在 80 ℃减压干燥至恒重。

(三)干燥剂干燥法

本法适用于受热分解或易升华的供试品。

方法 将供试品置于干燥器中,利用干燥器内的干燥剂吸收水分,干燥至恒重。例如,马来酸麦角新碱分子中具有酰胺结构,在较高的温度下会水解,其干燥失重检查采用该方法。将本品置于五氧化二磷干燥器中,干燥至恒重,减失重量不得超过2.0%。再如乌洛托品的干燥失重检查:取本品置于硫酸干燥器中,干燥至恒重,减失重量不得超过 1.5%。

常用的干燥剂有硅胶、硫酸和五氧化二磷等。硅胶的吸水力次于五氧化二磷。

注意事项 使用五氧化二磷作干燥剂时,需将干燥剂铺于培养皿中,置于干燥器内。若发现干燥剂表层结块、出现液滴,应将表层刮去,另加新的五氧化二磷,弃去的五氧化二磷不可倒入下水道,应埋入土中。五氧化二磷价格较贵,且不能反复使用。

使用硫酸时,应将硫酸盛于培养皿或烧杯中,不能直接倒入干燥器中。搬动干燥器时,应注意勿使硫酸溅出,用过的硫酸经加热除水后可再用。除水的方法是将含水的硫酸置于烧杯中加热至冒白烟,保持温度在 110 ℃ 左右,约 30 min 即可。

试验用的硅胶为变色硅胶,变色硅胶中加有氯化钴。无水氯化钴呈蓝色,吸水后含两分子结晶水时转变为淡红色,在 105 ℃ 下干燥后又可恢复为无水物。因此,变色硅胶具有使用方便、价廉、无腐蚀性且可重复使用的特点,为最常用的干燥剂。

(四)热分析法

热分析法是指在程序控制温度的条件下测量物质的物理、化学性质与温度关系的一类技术。物质在加热(或冷却)过程中,往往会脱水、挥发或相变以及发生分解、氧化、还原等物理变化或化学变化。在程序控制温度的条件下,准确记录待测物质的理化性质与温度的关系,研究物质在受热(或冷却)过程中发生的物理变化和化学变化以及伴随发生的温度、能量或重量的改变。热分析法可用于药物的理化性质及其热动力学参数等方面的研究。如研究药物的多晶型、纯度、热稳定性、固体分散系统、脂质体、药物辅料相互作用(预测药物与赋形剂间的可配伍性)等。常用的热分析法有热重分析、差热分析和差示扫描热分析。

任务二 基本操作

实验目的

1. 掌握药物的一般杂质检查原理与试验方法。
2. 掌握杂质限度试验的概念及计算方法。
3. 熟悉一般杂质检查项目与意义。

实验用品

器材:50 mL 纳氏比色管、刻度吸管、100 mL 测砷瓶、药物天平等。
试剂:葡萄糖、氯化钠原料药等。

实验内容

1. 酸度。取 2.0 g 葡萄糖,加 20 mL 水溶解后,加 3 滴酚酞指示液与氢氧化钠溶液(0.02 mol · L^{-1})0.20 mL,溶液应显粉红色。

2. 溶液的澄清度与颜色。取 5 g 本品,加热水溶解后,冷却,用水稀释至 10 mL,溶液应澄清无色。如显浑浊,与 1 号浊度标准溶液比较,不得更浓;如显色,与对照溶液(取比色用氯化钴溶液 3 mL、比色用重铬酸钾溶液 3 mL 和比色用硫酸铜溶液6 mL,加水稀释至 50 mL)1.0 mL 加水稀释至 10 mL 比较,颜色不得更深。

3. 乙醇溶液的澄清度。取本品 1.0 g,加 90%乙醇 30 mL,置于水浴上加热回流约 10 min,溶液应澄清。

4. 氯化物。取本品 0.6 g,加水溶解,使溶液体积为 25 mL,再加 10 mL 稀硝酸。溶液如不澄清,应过滤,置于 50 mL 纳氏比色管中,加水至 40 mL,摇匀,即得供试溶液。另取 6.0 mL 标准氯化钠溶液,置于 50 mL 纳氏比色管中,加 10 mL 稀硝酸,加水至 40 mL,摇匀,即得对照溶液。在供试溶液与对照溶液中,分别加入硝酸银试液1.0 mL,用水稀释至 50 mL,摇匀,在暗处放置 5 min,同时置于黑色背景上,从比色管上方向下观察、比较。供试溶液所显浑浊度不得较对照溶液更浓(0.01%)。

5.硫酸盐。取本品 2.0 g,加水溶解,使溶液体积为 40 mL。溶液如不澄清,应过滤,置于 50 mL 纳氏比色管中,加稀盐酸 2 mL,摇匀,即得供试溶液。另取标准硫酸钾溶液 2.0 mL,置于 50 mL 纳氏比色管中,加水至 40 mL,加稀盐酸 2 mL,摇匀,即得对照溶液。在供试溶液与对照溶液中,分别加入 25%氯化钡溶液 5 mL,用水稀释至 50 mL,充分摇匀,放置 10 min,同时置于黑色背景上,从比色管上方向下观察、比较。供试溶液所显浑浊度不得较对照溶液更浓(0.01%)。

6.亚硫酸盐与可溶性淀粉。取本品 1.0 g,加水 10 mL 溶解后,加碘试液 1 滴,溶液应即显黄色。

7.干燥失重。取本品,在 105 ℃ 干燥至恒重,减失重量不得超过 9.5%。

8.炽灼残渣。炽灼残渣限量不得超过 0.1%。

9.铁盐。取本品 2.0 g,加水 20 mL 溶解后,加硝酸 3 滴,慢慢煮沸 5 min,放冷,加水稀释至 45 mL,加硫氰酸铵溶液(30→100)3 mL,摇匀,如显色,与标准铁溶液 2.0 mL 用同一方法制成的对照溶液比较,颜色不得更深(0.001%)。

10.重金属。取 25 mL 纳氏比色管 2 支,甲管中加标准铅溶液一定量与醋酸盐缓冲液(pH 为 3.5)2 mL 后,加水稀释至 25 mL。取本品 4.0 g,置于乙管中,加适量水溶解后,加醋酸盐缓冲液(pH 为 3.5)2 mL,加水稀释至 25 mL,若供试液带颜色,可在甲管中滴加少量的稀焦糖溶液或其他无干扰的有色溶液,使之与乙管颜色一致。再在甲、乙两管中分别加硫代乙酰胺溶液各 2 mL,摇匀,放置 2 min。同时置于白纸上,自上向下观察,乙管中显出的颜色与甲管比较,颜色不得更深,重金属含量不得超过百万分之五。

11.砷盐。取本品 2.0 g,加水 5 mL 溶解后,加稀硫酸 5 mL 与溴化钾溴溶液 0.5 mL,置于水浴上加热约 20 min。保持稍过量的溴,必要时,再补加适量的溴化钾溶液,并随时补充蒸散的水分,放冷。加盐酸 5 mL 与水适量至 28 mL,置于测砷瓶中,作为供试溶液。另精密量取标准砷溶液 2 mL,按照供试品制备项下方法制作标准溶液。

分别取供试溶液和标准溶液进行以下操作:加碘化钾溶液 5 mL 与酸性氯化亚锡溶液 5 滴,在室温放置 10 min 后,加锌粒 2 g,立即将装好的导气管密塞于测砷瓶上,并将测砷瓶置于 25~40 ℃ 水浴中,反应 45 min,取出溴化汞试纸,比较两者的砷斑。供试溶液生成的砷斑与标准砷斑比较,颜色不得更深(0.0001%)。

实验说明

1.比色管的使用。选择配对的 2 支纳氏比色管,用清洁液荡洗除去污物,再用水冲洗干净。采用旋摇的方法使管内液体混合均匀。

2.正确选用量具。根据检查试验一般允许的误差(±10%)和药品、试剂的取用量,选择合适的量具。

3.平行操作。标准品与样品必须同时进行实验,加入的试剂量等均应一致。观察时,两管受光照的程度应一致,使光线从正面照入。比色时应置于白色背景上,比浊时置于黑色背景上,自上而下地观察。

4.注意刻度吸管的正确使用和观察。

5.限量计算。杂质限量%＝$((V_{标准} \times c_{标准})/W_{样}) \times 100\%$。式中$V_{标准}$为标准溶液体积,$c_{标准}$为标准溶液浓度,$W_{样}$为样品取样量。

任务三　课堂练习

学生独立完成实验。

项目二　葡萄糖中Cl^-和SO_4^{2-}的检查

任务一　基本原理

本试验的基本原理参见本模块项目一中的"氧化物检查法和硫酸盐检查法"。

任务二　基本操作

实验目的

1.掌握硫酸盐检查法、氯化物检查法的原理和操作方法。
2.熟悉标准溶液的制备方法。
3.熟悉杂质检查方法中的对照法。

实验用品

器材:25 mL 纳氏比色管、烧杯、电子天平、量筒、洗耳球、1 mL 移液管、容量瓶(100 mL 和 1000 mL)、玻璃棒、漏斗、滤纸、铁架台、纳氏比色管架、胶头滴管等。

试剂:葡萄糖粉、氯化钠溶液、稀硝酸、硝酸银溶液、稀盐酸、硫酸钾溶液、25%氯化钡溶液等。

实验步骤

1.标准氯化钠溶液的配制。称取氯化钠固体 0.165 g,加水溶解,转移到 1000 mL 容量瓶中定容,临用前精密量取 10 mL 贮备液,置于 100 mL 容量瓶,即得。

2.供试液和对照液的制备。

供试溶液:取葡萄糖粉 0.3 g,加水溶解至 12 mL,加稀硝酸 5 mL,溶液若不澄清,则需过滤,置于 25 mL 纳氏比色管,加水稀释至 20 mL,摇匀,即得。

对照溶液:取标准氯化钠溶液 3.0 mL,置于 25 mL 纳氏比色管中,加稀硝酸 5 mL,加水稀释至 20 mL,摇匀,即得。

供试溶液和对照溶液中各加硝酸银 0.5 mL,加水稀释至 25 mL,摇匀,在暗处放置 5 min,比较浑浊情况。

3.标准硫酸钾溶液的配制。称取 0.181 g 硫酸钾,加水溶解,转移到 1000 mL 容量瓶中定容。

4.25％氯化钡溶液的配制。取 25 g 氯化钡溶于 100 mL 蒸馏水,即得。

5.稀盐酸的配制。《中国药典》规定,用盐酸 234 mL,加水稀释至 1000 mL,即得。

6.供试品和对照品的制备。

供试品:取葡萄糖 1.0 g,加水溶解至 20 mL,溶液若不澄清,则需过滤,置于 25 mL 纳氏比色管中。

对照品:取标准硫酸钾溶液 1 mL,置于 25 mL 纳氏比色管中,加水稀释至 20 mL。

供试品和对照品中各加稀盐酸 1 mL 和 25％氯化钡溶液 2.5 mL,加水稀释至 25 mL,摇匀后放置 10 min,比浊。

任务三　课堂练习

学生独立完成实验操作。

项目三　有关物质的色谱检查

任务一　基本原理

流动相和固定相都是液体。流动相与固定相之间应互不相溶(极性不同,避免固定液流失),有一个明显的分界面。当试样进入色谱柱时,溶质在两相间进行分配。当达到平衡时,符合高效液相色谱计算公式:$K = \dfrac{c_s}{c_m} = k\dfrac{V_m}{V_s}$,式中,$c_s$:溶质在固定相中的浓度;$c_m$:溶质在流动相中的浓度;$V_s$:固定相的体积;$V_m$:流动相的体积。液—液分配色谱(LLPC)与凝胶渗透色谱(GPC)有相似之处,即分离的顺序取决于 K,K 大的组分保留值大;但也有不同之处,GPC 中,流动相对 K 的影响不大,LLPC 中流动相对 K 的影响较大。

任务二　基本操作

实验目的

1.掌握高效液相色谱法(HPLC 法)测定原料药中有关物质的原理与限量计算方法。

2.掌握薄层层析法(TLC 法)测定原料药中有关物质的原理与测定方法。

3.熟悉高效液相色谱仪的工作原理和操作方法。

4.了解高效液相色谱仪的主要部件和日常维护方法。

实验用品

器材:高效液相色谱仪、二极管阵列检测器、ODS 柱、层析缸、薄层板、喷雾器、点样用的微量注射器或微量吸管等。

试剂:硅胶 H、硅胶 GF$_{254}$、对二甲氨基苯甲醛、盐酸普鲁卡因注射液、马来酸氯苯那敏及氧氟沙星原料药等。

实验内容

一、盐酸普鲁卡因注射液中对氨基苯甲酸检查

Procaine Hydrochloride　　（C$_{13}$H$_{20}$N$_2$O$_2$ · HCl　272.77）

本品为盐酸普鲁卡因加适量氯化钠而配成的等渗灭菌水溶液。溶液为无色的澄清液体。

检查对氨基苯甲酸。精密量取本品,加乙醇溶液制成每毫升含盐酸普鲁卡因 2.5 mg 的溶液,作为供试品溶液。另取对氨基苯甲酸对照品,加乙醇溶液制成每毫升含 30 μg 对氨基苯甲酸的溶液,作为对照品溶液。按照薄层色谱法,吸取上述两种溶液各 10 μL,分别点于以羧甲基纤维素钠为黏合剂的硅胶 H 薄层板上,用苯－冰醋酸－丙酮－甲醇(14∶1∶1∶4)为展开剂。展开后,取出薄层板晾干,用对二甲氨基苯甲醛溶液(2%对二甲氨基苯甲醛乙醇溶液 100 mL,加冰醋酸 5 mL 制成)喷雾显色。供试品溶液如显示与对照品溶液相应的杂质斑点,比较其颜色与对照品溶液的主斑点的颜色,颜色不得更深。

二、马来酸氯苯那敏有关物质检查

Chlorpheniramine Maleate　　（C$_{16}$H$_{19}$ClN$_2$ · C$_4$H$_4$O$_4$　390.87）

本品为 N,N-二甲基-γ-(4-氯苯基)-2-吡啶丙胺顺丁烯二酸盐。

检查有关物质。取本品,加氯仿制成每毫升含 50 mg 本品的溶液,作为供试品溶液。精密量取适量本品,加氯仿稀释成每毫升含 0.1 mg 的溶液,作为对

照溶液。按照薄层色谱法,吸取上述两种溶液各 10 mL,分别点于同一硅胶 GF$_{254}$ 薄层板上,以醋酸乙酯—甲醇—稀醋酸(5:3:2)为展开剂。展开后,晾干薄层板,在紫外光灯(波长为 254 nm)下检查。供试品溶液显氯苯那敏与马来酸两个斑点,若还显其他杂质斑点,则与对照溶液的主斑点比较,颜色不得更深。

三、氧氟沙星有关物质的检查

Ofloxacin　　　(C$_{18}$H$_{20}$FN$_3$O$_4$　　361.38)

本品为(S)-(-)-9-氟-2,3-二氢-3-甲基-10-(4-甲基-1-哌嗪基)-7-氧代-7H-吡啶并[1,2,3-de]-[1,4]苯并恶嗪-6-羧酸,为白色或微黄色结晶性粉末。

检查有关物质。按照高效液相色谱法测定。色谱条件与系统适用性试验用十八烷基硅烷键合硅胶作填充剂。以 0.05 mol·L^{-1} 枸橼酸溶液—乙腈(79:21)(用三乙胺调节 pH 至 4.0)为流动相,流速约为 1.2 mL·min^{-1},检测波长为 293 nm。理论板数按氧氟沙星峰计算应不低于 2500。

测定法。取本品,加流动相配制成每毫升含 1.0 mg 本品的溶液,作为供试品溶液;量取适量供试品溶液,加流动相稀释成每毫升含 0.05 mg 本品的溶液,作为对照溶液。取对照溶液 10 μL,注入高效液相色谱仪,调节并检测灵敏度,使主成分色谱峰的峰高为满量程的 20%。再取供试品溶液 10 μL,注入高效液相色谱仪,记录色谱图至主成分峰保留时间的 2 倍,供试品溶液色谱图上各杂质峰的面积和不得大于对照溶液色谱图上主峰面积的 1/5。同时用二极管阵列检测器检测样品峰的纯度。

注意事项

1. 在薄层色谱分析中,为使斑点集中,点样应分次点加,每次点加后,可自然干燥、低温烘干或经温热气流吹干。

2. 薄层板放入层析缸时,薄层板底边应水平浸入展开剂中,待展开至溶剂前沿距薄层板顶端 2～3 cm 时,取出薄层板。

3. 层析缸必须密封。为使缸内展开剂饱和,薄层板放入前可在层析缸内壁贴滤纸条,让滤纸条一端浸入展开剂中,密封层析缸,待系统平衡后,再将薄层板放入展开。

4. HPLC 测定中,流动相在使用前必须经过滤膜过滤和超声脱气。

5. HPLC 测定完毕后,必须用水冲洗系统 30 min 以上,然后用甲醇冲洗。更换流动相时,必须先停泵,待压力降至零时,再将滤头提出液面,置于另一流动相

57

溶液中。

任务三　课堂练习

学生独立完成实验操作。

模块五　典型药物的含量测定

药物的含量测定是指准确测定药物有效成分或指标性成分的含量。含量测定是评价药品质量、判断药物优劣和保证疗效的重要手段。《中国药典》（2015年版）中药品质量标准的第一段就明确标明药物的含量限度。含量测定作为药物分析中的重要手段，对于实际的应用有着十分重要的意义。含量测定的方法分为仪器分析法和滴定分析法。其中，仪器分析法精密度高，操作简单、快捷；滴定分析法的适用范围广，是中外药典中广泛应用的方法，最常用于原料药的含量测定。本模块主要针对各类特殊药物的含量测定进行叙述。

项目一　苯甲酸的含量测定

任务一　苯甲酸直接酸碱滴定法

苯甲酸（C_6H_5COOH）为具有苯或甲醛气味的鳞片状或针状结晶。苯甲酸的熔点为122.13 ℃，沸点为249 ℃，相对密度为1.2659（15/4 ℃）。在100 ℃时迅速升华，它的蒸气有很强的刺激性，吸入后易引起咳嗽。苯甲酸微溶于水，易溶于乙醇、乙醚等有机溶剂。苯甲酸是弱酸，比脂肪酸的酸性强，它们的化学性质相似，都能形成盐、酯、酰卤、酰胺、酸酐等，都不易被氧化。苯甲酸的苯环上可发生亲电取代反应，主要得到间位取代产物。

苯甲酸（Benzoic Acid）

滴定分析也称为容量分析（在模块一中有详细讲解），是一种将已知准确浓度的标准溶液（滴定液），滴加到待测药物的溶液中，直到所加滴定液与待测药物按化学计量关系定量反应为止，然后根据滴定液的浓度和消耗滴定液的体积，计算出待测药物含量的方法。滴定分析技术简便、快速，具有较高的准确度和精密度，是中外药典中广泛应用的方法，最常用于原料药的含量测定。滴定分析技术中，常用的一种方法是酸碱滴定法。

1.基本原理。酸碱滴定法又称为中和滴定法，是以酸碱中和反应为基础的定量分析法。该法用已知准确浓度的酸（碱）滴定液，通过滴定管滴加酸（碱）到待测

物质的溶液中,以酸碱指示液或仪器指示终点,根据酸(碱)滴定液的浓度和消耗的体积,计算出待测物质的含量。酸碱反应式为:

$$H^+ + OH^- = H_2O$$

2. 应用。酸碱滴定法广泛用于酸、碱、酯类药物的含量测定,其他能与酸、碱试剂直接或间接反应的物质,也可以用酸碱滴定法测定。一般情况下,酸性药物可用碱滴定液进行滴定,碱性药物可用酸滴定液进行滴定。

任务二　基本操作

实验目的

1. 用直接酸碱滴定法测定苯甲酸的含量。

2. 练习碱式滴定管的使用方法。

3. 培养学生养成严谨、细致的学习态度。

实验用品

器材:碱式滴定管、锥形瓶、电子分析天平、玻璃棒、50 mL 量筒等。

试剂:苯甲酸、中性稀乙醇、氢氧化钠滴定液、酚酞指示剂等。

实验原理

苯甲酸的酸性较强,可用氢氧化钠滴定液直接滴定,但因苯甲酸在水中溶解度小,而苯甲酸形成的盐在水中的溶解度大,故用中性稀乙醇作溶剂。滴定终点产物为苯甲酸钠,偏碱性,可以用酚酞作指示剂。

实验步骤

1. 酚酞指示液的配制:取酚酞 1.0 g,加乙醇 100 mL 溶解,即得。酚酞指示液的变色范围:pH 为 8.3~10.0。

2. 氢氧化钠滴定液的配制。取 4.0 g 氢氧化钠,加水溶解至 1000 mL,得 $0.1 \text{ mol} \cdot L^{-1}$ 的氢氧化钠滴定液,用标准盐酸滴定液来标定,浓度为 $0.1003 \text{ mol} \cdot L^{-1}$。

3. 称取苯甲酸 0.25 g,记录实际称取的数据(保留小数点后四位小数)。

4. 加中性稀乙醇(对酚酞指示液显中性)30 mL 溶解苯甲酸。

5. 加酚酞指示液 3 滴。

6. 碱式滴定管的试漏、洗涤、润洗、装标准 NaOH 滴定液、赶气泡、校零、固定。

7. 滴定。右手手腕晃动锥形瓶,左手挤捏玻璃球,观察溶液颜色的变化(无色→粉红色),注意滴定时滴定速度先快后慢,并练习半滴操作。

8. 记录消耗氢氧化钠滴定液的体积。

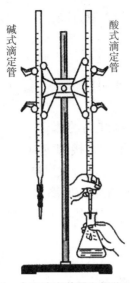

图 5-1　中和滴定装置和操作示意图

实验结果及计算

已知每毫升氢氧化钠滴定液$(0.1\ mol \cdot L^{-1})$相当于 12.21 mg 的苯甲酸 $(C_7H_6O_2)$,求苯甲酸的含量。《中国药典》(2005 版)规定,苯甲酸含量不得少于 99.0%。

任务三　课堂练习

练习用直接滴定法测苯甲酸的含量。

项目二　阿司匹林含量的测定

任务一　阿司匹林含量测定的基本原理

乙酰水杨酸(阿司匹林)是最常用的药物之一。它是有机弱酸$(pK_a=3.0)$,结

构为 <!-- COOH / OCOCH3 benzene structure -->,摩尔质量为 $180.16\ g \cdot mol^{-1}$,微溶于水,易溶于乙醇。阿司匹林在 NaOH 或 Na_2CO_3 等强碱性溶液中溶解并分解为水杨酸(即邻羟基苯甲酸)和乙酸盐。

$$\text{(COOH/OCOCH}_3) + 3OH^- \Longrightarrow \text{(COO}^-/O^-) + CH_3COO^- + 2H_2O$$

由于阿司匹林的 pK_a 较小,故可以作为一元酸,用 NaOH 溶液直接滴定,用

61

酚酞作指示剂。为了防止乙酰基水解，应在 10 ℃以下的中性冷乙醇介质中进行滴定，滴定反应为：

$$\text{COOH} \atop \text{OCOCH}_3 \quad + OH^- \Longrightarrow \quad {COO^- \atop OCOCH_3} \quad + H_2O$$

直接滴定法适用于阿司匹林纯品的测定，而药片中一般都混有淀粉等不溶物，在冷乙醇中不易完全溶解，不宜直接滴定，可以利用上述水解反应，采用反滴定法进行测定。药片研磨成粉状后，加入过量的 NaOH 标准溶液，加热一定时间使乙酰基完全水解，再用 HCl 标准溶液回滴过量的 NaOH 标准溶液，以酚酞的粉红色刚刚消失为终点。将滴定的结果用空白试验校正，根据滴定液的使用量，计算阿司匹林的含量。

《中国药典》规定阿司匹林片剂采用两步滴定法。由于制作阿司匹林时加入少量的酒石酸和枸橼酸作稳定剂，同时，在制剂工艺过程中，阿司匹林有可能水解产生水杨酸和醋酸，给实验带来干扰，所以采用两步滴定法。

任务二　基本操作

实验目的

1. 掌握两步滴定法测定阿司匹林片剂含量的原理、操作和计算方法。
2. 掌握滴定液的标定、F 值的计算方法。
3. 掌握天平和容量仪器的正确操作。
4. 熟悉阿司匹林原料、各种制剂，生物样本中阿司匹林的测定方法，以及这些方法的特点和应用范围。
5. 学习药品中乙酰水杨酸含量的测定方法，了解该药的纯品（即原料药）与片剂分析方法的差异。

实验用品

器材：瓷研钵、碱式滴定管、酸式滴定管、移液管、容量瓶等。
试剂：阿司匹林药片、HCl 溶液（0.1 mol·L⁻¹）、NaOH 溶液（0.1 mol·L⁻¹）、无水乙醇、酚酞指示液（取酚酞 0.2 g，加乙醇 100 mL 溶解）等。

实验步骤

1. 取供试品 10 片，精密称定，研细，精密称取阿司匹林 0.3～0.4 g，置于锥形瓶中。
2. 向锥形瓶中加 20 mL 中性乙醇（对酚酞指示液显中性），振摇，使阿司匹林完全溶解后，加酚酞指示液 3 滴，滴加氢氧化钠滴定液（0.1 mol·L⁻¹）至溶液显粉红色，记录消耗氢氧化钠的体积数 V_1。

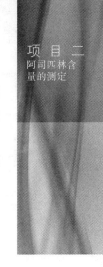

3. 再加氢氧化钠滴定液(0.1 mol·L^{-1})40 mL,置于电炉上加热 15 min,并不断振摇,加热结束后迅速放冷至室温,并用 HCl 溶液 (0.1 mol·L^{-1})滴定,记录消耗盐酸的体积数 V_2。

4. 空白样采用同样的操作步骤(操作步骤 2 和 3),记录空白样品消耗氢氧化钠溶液和盐酸溶液的体积数 V_1' 和 V_2'。

5. 用空白值进行试验校正。

注意事项

1. 注意电子天平的规范操作,采用减重称量法。

2. 酸式滴定管滴定时塞紧活塞,碱式滴定管滴定时禁止气泡进入管中。

3. 样品混悬液从研钵转移至容量瓶时,应借助小漏斗,并用相应溶剂分次洗涤研钵,洗液一并倒入滤液中,使内容物定量转移至容量瓶。

4. 过滤用的漏斗、烧杯、移液管必须干燥,过滤过程中应注意乙醇溶液的挥发。

5. 根据试验需用量,自行配制中性乙醇(对所用酚酞指示液显中性)。方法为:取乙醇适量,加酚酞指示剂 1 滴,用氢氧化钠滴定剂滴定至溶液显粉红色即得,溶液现配现用。

6. 样品测定与空白试验平行进行。

7. 反应物用水浴加热后,采用流水迅速使其冷却。

8. 标定与测定各平行分析 2～3 次,计算两次测定的间差(差值)或三次测定的相对标准偏差(RSD)。

9. 计算。NaOH 滴定液所消耗的体积数(mL)为:

$$V_{NaOH} = (V_1 + 40 - V_2) - (V_1' + 40 - V_2')$$

每毫升 NaOH 滴定液(0.1 mol·L^{-1})相当于 18.16 mg $C_9H_8O_4$,即 NaOH 滴定度(T)=0.1×180.16=18.16 mg·mL^{-1}。

阿司匹林含量(%)=$V_{NaOH} \times T \times F \times 0.001/m \times 100\%$。

F—滴定液的浓度校正因子=滴定液实际浓度/滴定液规定浓度。

m—样品的质量(g)。

任务三　课堂练习

练习两步法测定阿司匹林含量。

项目三　异烟肼片的质量分析

任务一　基本原理

异烟肼在强酸性介质中可被溴酸钾氧化为异烟酸和氮气,溴酸钾被还原为溴化钾,滴定终点时,微过量的溴酸钾可将甲基橙指示剂氧化,使粉红色消失而指示终点。

任务二　基本操作

实验目的

1. 掌握溶出度的测定方法及溶出量的计算方法。
2. 掌握溴酸钾法测定异烟肼的原理与操作方法。
3. 掌握滴定法测定药物片剂含量的计算方法。
4. 掌握滴定度、片剂取样量、标示量的概念与计算方法。
5. 掌握容量仪器的正确操作方法。

实验用品

器材:分光光度计、量筒、容量瓶、酸式滴定管、锥形瓶等。
试剂:盐酸、甲基橙指示剂、溴酸钾滴定液($0.01667\ mol \cdot L^{-1}$)、异烟肼片等。

实验内容

1. 性状。本品为白色片剂,所含异烟肼($C_6H_7N_3O$)应为标示量的 $95.0\%\sim105.0\%$。

2. 含量测定。取本品 20 片,精密称量,研细,精密称取适量本品(约相当于异烟肼 0.2 g),置于 100 mL 容量瓶中,加水适量,振摇,使异烟肼片溶解,并稀释至刻度,摇匀,用干燥滤纸过滤。精密量取过滤液 25 mL,加水 50 mL、盐酸 20 mL 与 1 滴甲基橙指示剂,用溴酸钾滴定液($0.01667\ mol \cdot L^{-1}$)缓慢滴定(温度保持在 $18\sim25\ ℃$)至粉红色消失。每毫升溴酸钾滴定液($0.01667\ mol \cdot L^{-1}$)相当于 3.429 mg $C_6H_7N_3O$。

实验说明

1. 指示剂褪色是不可逆的,滴定过程中必须充分振摇,以避免滴定剂的局部

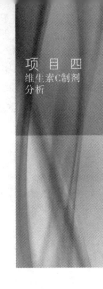

过浓而引起指示剂提前褪色,可补加 1 滴指示剂,以验证终点是否真正达到。

2.过滤前必须充分振摇容量瓶,使异烟肼完全溶解。

3.过滤用的漏斗、烧杯必须干燥,并弃去初滤液。

任务三　课堂练习

测定异烟肼含量。

项目四　维生素 C 制剂分析

任务一　基本原理及应用

碘量法是用碘作氧化剂或用碘化钾作还原剂进行的一种氧化还原滴定法,可用于测定某些具有氧化性或还原性的药物的含量。碘量法有 2 种。

1.直接碘量法。将待测药物溶于某种溶剂,直接用碘滴定液滴定,即为直接碘量法。I_2 是较弱的氧化剂,适用范围只能是较强的还原剂。

2.剩余碘量法。某些还原性稍弱的药物,可先与定量或过量的碘滴定液反应,待反应完全后,再用硫代硫酸钠滴定液滴定剩余的碘滴定液,间接计算待测药物的含量。

碘量法的应用。凡能与 I_2 直接快速作用的强还原性物质,如维生素 C、硫化物、亚硫酸盐等,可采用直接碘量法测定,葡萄糖、咖啡因等采用间接碘量法测定。

1.碘滴定液。加入适量 KI,使 I_2 生成 I^-,以增加 I_2 的溶解度,降低其挥发性;碘滴定液应贮存于棕色具塞玻璃瓶中,并在凉暗处保存,滴定时应使用棕色酸式滴定管。

2.滴定过程。由于 I^- 在酸性条件下易被空气氧化生成 I_2,因此,滴定过程中要尽量减少与空气接触,不可过度摇动容量瓶。

3.间接碘量法中淀粉指示剂。指示剂应在接近终点时加入,以免淀粉吸附较多 I_2 造成误差。配制的淀粉指示剂遇 I_2 应显纯蓝色,否则不宜使用,一般在 7 日内使用。

4.硫代硫酸钠滴定液。通过煮沸除去 CO_2 和 O_2,杀灭嗜硫菌并冷却纯化水,以防止硫代硫酸钠分解。若滴定液发生浑浊不得再用。硫代硫酸钠滴定液中加入 0.02% 的碳酸钠作稳定剂,贮存于棕色玻璃瓶中,在暗处放置 7～10 天,待浓度稳定后,再进行标定。

维生素 C 分子中的烯二醇基具有还原性,能被 I_2 定量地氧化成二酮基。

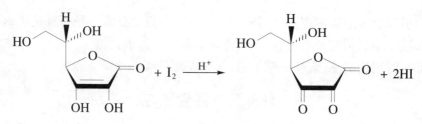

任务二　基本操作

实验目的

1. 掌握碘量法的原理和操作方法。
2. 掌握常用辅料对制剂含量测定的影响和排除方法。
3. 掌握制剂的含量计算方法。

实验用品

器材：25 mL 棕色滴定管、50 mL 移液管、刻度吸管、碘量瓶、100 mL 容量瓶等。
试剂：维生素 C 片、维生素 C 注射液等。

实验内容

一、维生素 C 片

维生素 C 片（Vitamin C Tablets）为白色或略带淡黄色药片，含维生素 C（$C_6H_8O_6$）应为标示量的 93.0%～107.0%。

含量测定　取本品 20 片，精密称定，研细，精密称取适量（约相当于 0.2 g 维生素 C），置于 100 mL 容量瓶中，加新沸过的冷水 100 mL 与稀醋酸 10 mL 的混合液适量，振摇使维生素 C 溶解并稀释至刻度，摇匀，经干燥滤纸迅速过滤。精密量取过滤液 50 mL，加淀粉指示液 1 mL，用碘滴定液（0.1 mol·L^{-1}）滴定，至溶液显蓝色并持续 30 s 不褪色为滴定终点。每毫升碘滴定液（0.1 mol·L^{-1}）相当于 8.806 mg 维生素 C。

二、维生素 C 注射液

维生素 C 注射液（Vitamin C Injection）为维生素 C 的灭菌水溶液，为无色或微黄色的澄清液体，含维生素 C（$C_6H_8O_6$）应为标示量的 90.0%～110.0%。本品中可加适量的焦亚硫酸钠作稳定剂。

含量测定　精密量取本品适量（约相当于 0.2 g 维生素 C），加水 15 mL 与丙酮 2 mL，摇匀，放置 5 min，加稀醋酸 4 mL 与淀粉指示液 1 mL，用碘滴定液（0.1 mol·L^{-1}）滴定，至溶液显蓝色并持续 30 s 不褪色为滴定终点。每毫升碘滴定液（0.1 mol·L^{-1}）相当于 8.806 mg 维生素 C。

实验说明

66　　维生素 C 在空气中易被氧化，过滤、滴定等操作应迅速。

任务三　课堂练习

测定维生素 C 含量。

项目五　紫外—可见分光光度法测定水杨酸的含量

任务一　紫外—可见分光光度法的基本原理

紫外—可见光谱是用紫外—可见光测得的物质电子光谱,用于研究物质在紫外—可见光区的分子吸收光谱,它产生于价电子在电子能级间的跃迁。当不同波长的单色光通过被分析的物质时,能测得不同波长下的吸光度或透光率,以 ABS 为纵坐标对横坐标波长 λ 作图,可获得物质的吸收光谱曲线。一般紫外光区的波长范围为 190～400 nm,可见光区的波长范围为 400～800 nm。

紫外吸收光谱的定性分析为化合物的定性分析提供了信息依据。由于分子结构不同,只要具有相同的生色团,它们的最大吸收波长值就相同。因此,通过对未知化合物的扫描光谱、最大吸收波长值与已知化合物的标准光谱图在相同溶剂和测量条件下进行比较,就可获得基础鉴定。

利用紫外吸收光谱进行定量分析时,必须选择合适的测定波长。苯甲酸和水杨酸的紫外吸收光谱如图 5-2 所示。

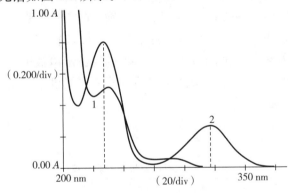

1.苯甲酸;2.水杨酸

图 5-2　苯甲酸与水杨酸紫外吸收光谱图

水杨酸在波长 300 nm 处有吸收峰,而苯甲酸在此处无吸收,在波长 230 nm 处两组吸收峰重叠。为了避开苯甲酸的干扰,选用 300 nm 波长作为测定水杨酸的工作波长。由于乙醇在 250～350 nm 无吸收干扰,因此可用 60％乙醇溶液作参比溶液。

紫外—可见分光光度法的基本原理详见模块一。

任务二　基本操作

实验目的

1. 了解紫外－可见分光光度计的性能、结构及使用方法。
2. 掌握紫外－可见分光光度法的定性、定量分析的基本原理和实验技术。

实验用品

器材：紫外－可见分光光度计、100 mL 容量瓶 1 个、50 mL 容量瓶 5 个、1 mL 刻度吸量管 1 支、2 mL 刻度吸量管 1 支、5 mL 刻度吸量管 1 支等。

试剂：水杨酸对照品（分析纯）、60%乙醇溶液（自制）等。

实验内容

1. 标准溶液的制备。准确称取 0.0500 g 水杨酸，置于 100 mL 烧杯中，用 60%乙醇溶液溶解后，转移到 100 mL 容量瓶中，用 60%乙醇溶液稀释至刻度线，摇匀。此溶液浓度为 0.5 mg·mL^{-1}。

2. 将 5 个 50 mL 容量瓶按 1～5 依次编号。分别移取水杨酸标准溶液 0.50 mL、1.00 mL、2.00 mL、3.00 mL、4.00 mL 于相应编号的容量瓶中，各加入 60%乙醇溶液，稀释至刻度，摇匀。

3. 用 1 cm 石英吸收池，以 60%乙醇溶液为参比溶液，在 200～350 nm 波长范围内测定一份水杨酸标准溶液的紫外吸收光谱，确定最大吸收波长。

4. 在选定波长下，以 60%乙醇溶液为参比溶液，由低浓度到高浓度测定水杨酸标准溶液系列及未知溶液的吸光度。以水杨酸标准溶液的吸光度为纵坐标，以浓度为横坐标，绘制标准曲线，根据水杨酸溶液的吸光度，通过标准曲线来计算水杨酸试样中水杨酸的含量。

数据记录

表 5-1　不同波长下的吸光度

波长 nm	250	260	270	280	290	295	296	297	298	300	310
吸光度 A											

表 5-2　标准曲线制定及未知试样的浓度检测

标准溶液浓度:0.5 mg·mL^{-1}			
编号	移取标准溶液体积 mL	溶液浓度 μg·mL^{-1}	吸光度 A
空白	0	0	
标 1	0.5	5	
标 2	1	10	
标 3	2	20	
标 4	3	30	
标 5	4	40	
未知浓度溶液			
编号	未知溶液的吸光度 A		溶液浓度 μg·mg^{-1}
未知溶液			

数据处理

1. 根据某一浓度下的全波长扫描图,确定最佳吸收波长。
2. 绘制标准曲线,计算工作曲线方程及 R^2 值。
3. 计算未知样中水杨酸的浓度。

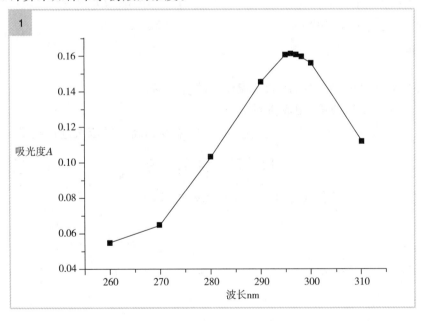

图 5-3　某一浓度下的全波长扫描图

由波长扫描图知最大波长：$\lambda = 298$ nm。

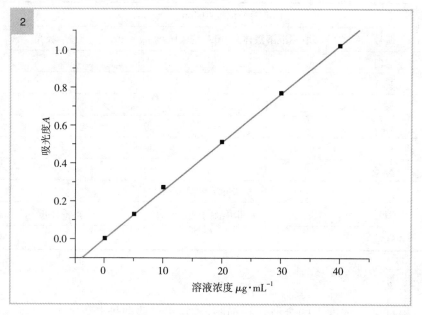

图 5-4 某溶液的标准曲线

由标准曲线得到方程_____；未知溶液吸光度 $Y =$ _____；则浓度 $X =$ _____$\mu g \cdot mg^{-1}$。

注意事项

1. 配制样品前，要将待用的玻璃仪器清洗干净。

2. 移取标准溶液前，要润洗移液管。

3. 测量前，用待测溶液润洗比色皿，由低浓度到高浓度依次进行测量。

任务三 课堂练习

使用紫外－可见分光光度计测定水杨酸含量。

实验报告

专业班级＿＿＿＿＿＿＿＿＿姓名＿＿＿＿＿＿＿＿＿组别＿＿＿＿＿＿＿＿＿

实验课目＿＿＿＿＿＿＿＿＿实验名称＿＿＿＿＿＿＿＿＿

实验日期＿＿＿＿＿＿＿＿＿组员＿＿＿＿＿＿＿＿＿＿

一、实验目的

二、实验原理

三、实验用品

四、实验过程

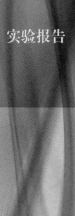

五、实验结果与结论

六、讨论

实验报告

专业班级＿＿＿＿＿＿＿＿＿＿姓名＿＿＿＿＿＿＿＿＿＿＿组别＿＿＿＿＿＿＿＿＿＿

实验课目＿＿＿＿＿＿＿＿＿＿实验名称＿＿＿＿＿＿＿＿＿＿

实验日期＿＿＿＿＿＿＿＿＿＿组员＿＿＿＿＿＿＿＿＿＿＿

一、实验目的

二、实验原理

三、实验用品

四、实验过程

五、实验结果与结论

六、讨论

实验报告

专业班级＿＿＿＿＿＿＿＿＿姓名＿＿＿＿＿＿＿＿＿＿组别＿＿＿＿＿＿＿＿＿＿

实验课目＿＿＿＿＿＿＿＿＿实验名称＿＿＿＿＿＿＿＿＿

实验日期＿＿＿＿＿＿＿＿＿组员＿＿＿＿＿＿＿＿＿＿＿

一、实验目的

二、实验原理

三、实验用品

四、实验过程

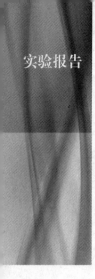

五、实验结果与结论

六、讨论

实验报告

专业班级＿＿＿＿＿＿＿＿＿＿＿姓名＿＿＿＿＿＿＿＿＿＿＿组别＿＿＿＿＿＿＿＿＿＿＿

实验课目＿＿＿＿＿＿＿＿＿＿＿实验名称＿＿＿＿＿＿＿＿＿＿＿

实验日期＿＿＿＿＿＿＿＿＿＿＿组员＿＿＿＿＿＿＿＿＿＿＿

一、实验目的

二、实验原理

三、实验用品

四、实验过程

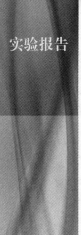

五、实验结果与结论

六、讨论

实验报告

专业班级_____姓名_____组别_____

实验课目_____实验名称_____

实验日期_____组员_____

一、实验目的

二、实验原理

三、实验用品

四、实验过程

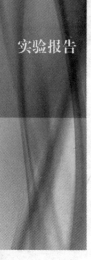

五、实验结果与结论

六、讨论

实验报告

专业班级＿＿＿＿＿＿＿＿＿姓名＿＿＿＿＿＿＿＿＿＿组别＿＿＿＿＿＿＿＿＿＿

实验课目＿＿＿＿＿＿＿＿＿实验名称＿＿＿＿＿＿＿＿＿

实验日期＿＿＿＿＿＿＿＿＿组员＿＿＿＿＿＿＿＿＿＿

一、实验目的

二、实验原理

三、实验用品

四、实验过程

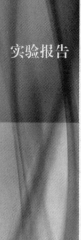

五、实验结果与结论

六、讨论

实验报告

专业班级_____姓名_____组别_____
实验课目_____实验名称_____
实验日期_____组员_____

一、实验目的

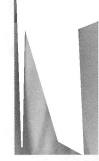

二、实验原理

三、实验用品

四、实验过程

五、实验结果与结论

六、讨论

实验报告

专业班级＿＿＿＿＿＿＿＿＿姓名＿＿＿＿＿＿＿＿＿组别＿＿＿＿＿＿＿＿＿

实验课目＿＿＿＿＿＿＿＿＿实验名称＿＿＿＿＿＿＿＿＿

实验日期＿＿＿＿＿＿＿＿＿组员＿＿＿＿＿＿＿＿＿

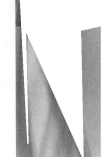

一、实验目的

二、实验原理

三、实验用品

四、实验过程

五、实验结果与结论

六、讨论

实验报告

专业班级_____姓名_____组别_____

实验课目_____实验名称_____

实验日期_____组员_____

一、实验目的

二、实验原理

三、实验用品

四、实验过程

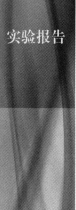

五、实验结果与结论

六、讨论

实验报告

专业班级_____姓名_____组别_____

实验课目_____实验名称_____

实验日期_____组员_____

一、实验目的

二、实验原理

三、实验用品

四、实验过程

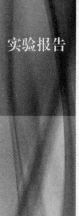

五、实验结果与结论

六、讨论

实验报告

专业班级＿＿＿＿＿＿＿＿＿姓名＿＿＿＿＿＿＿＿＿＿组别＿＿＿＿＿＿＿＿＿＿

实验课目＿＿＿＿＿＿＿＿＿实验名称＿＿＿＿＿＿＿＿＿

实验日期＿＿＿＿＿＿＿＿＿组员＿＿＿＿＿＿＿＿＿＿

一、实验目的

二、实验原理

三、实验用品

四、实验过程

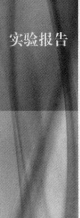

五、实验结果与结论

六、讨论

实验报告

专业班级_____姓名_____组别_____
实验课目_____实验名称_____
实验日期_____组员_____

一、实验目的

二、实验原理

三、实验用品

四、实验过程

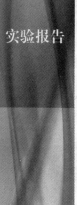

五、实验结果与结论

六、讨论

实验报告

专业班级_____姓名_____组别_____

实验课目_____实验名称_____

实验日期_____组员_____

一、实验目的

二、实验原理

三、实验用品

四、实验过程

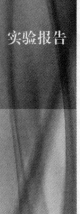

五、实验结果与结论

六、讨论

实验报告

专业班级_____姓名_____组别_____
实验课目_____实验名称_____
实验日期_____组员_____

一、实验目的

二、实验原理

三、实验用品

四、实验过程

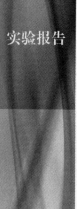

五、实验结果与结论

六、讨论

实验报告

专业班级_____ 姓名_____ 组别_____

实验课目_____ 实验名称_____

实验日期_____ 组员_____

一、实验目的

二、实验原理

三、实验用品

四、实验过程

五、实验结果与结论

六、讨论

实验报告

专业班级＿＿＿＿＿＿＿＿＿姓名＿＿＿＿＿＿＿＿＿＿组别＿＿＿＿＿＿＿＿＿

实验课目＿＿＿＿＿＿＿＿＿实验名称＿＿＿＿＿＿＿＿＿

实验日期＿＿＿＿＿＿＿＿＿组员＿＿＿＿＿＿＿＿＿＿

一、实验目的

二、实验原理

三、实验用品

四、实验过程

五、实验结果与结论

六、讨论

实验报告

专业班级_____姓名_____组别_____
实验课目_____实验名称_____
实验日期_____组员_____

一、实验目的

二、实验原理

三、实验用品

四、实验过程

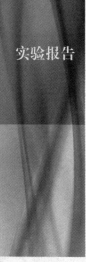

五、实验结果与结论

六、讨论

实验报告

专业班级_____姓名_____组别_____

实验课目_____实验名称_____

实验日期_____组员_____

一、实验目的

二、实验原理

三、实验用品

四、实验过程

五、实验结果与结论

六、讨论

实验报告

专业班级＿＿＿＿＿＿＿＿＿姓名＿＿＿＿＿＿＿＿＿组别＿＿＿＿＿＿＿＿＿

实验课目＿＿＿＿＿＿＿＿＿实验名称＿＿＿＿＿＿＿＿＿

实验日期＿＿＿＿＿＿＿＿＿组员＿＿＿＿＿＿＿＿＿

一、实验目的

二、实验原理

三、实验用品

四、实验过程

五、实验结果与结论

六、讨论

实验报告

专业班级_____姓名_____组别_____

实验课目_____实验名称_____

实验日期_____组员_____

一、实验目的

二、实验原理

三、实验用品

四、实验过程

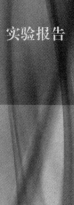

五、实验结果与结论

六、讨论

实验报告

专业班级＿＿＿＿＿＿＿＿姓名＿＿＿＿＿＿＿＿组别＿＿＿＿＿＿＿＿

实验课目＿＿＿＿＿＿＿＿实验名称＿＿＿＿＿＿＿＿

实验日期＿＿＿＿＿＿＿＿组员＿＿＿＿＿＿＿＿

一、实验目的

二、实验原理

三、实验用品

四、实验过程

五、实验结果与结论

六、讨论

实验报告

专业班级_____姓名_____组别_____

实验课目_____实验名称_____

实验日期_____组员_____

一、实验目的

二、实验原理

三、实验用品

四、实验过程

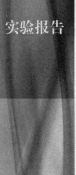

五、实验结果与结论

六、讨论